妇产科护理门诊手册系列

母乳喂养护理

主　编　陈钰仪

副主编　胡　静　黄艳敏　董燕妹

编　者（以姓氏笔画为序）

冯喜燕　庄　严　刘　颖　张瑞丹　陈　云

陈华婷　陈丽萍　陈春冉　陈钰仪　罗太珍

胡　静　殷锦锦　翁晓时　黄欣茵　黄艳敏

董燕妹　谭燕兴　翟耀杰　潘琰梨

U0245872

人民卫生出版社

·北京·

图书在版编目（CIP）数据

母乳喂养护理 / 陈钰仪主编 . —北京：人民卫生
出版社，2024.8

（妇产科护理门诊手册系列）

ISBN 978-7-117-36314-3

Ⅰ . ①母… Ⅱ . ①陈… Ⅲ . ①母乳喂养–护理 Ⅳ.
①R174

中国国家版本馆 CIP 数据核字（2024）第 096324 号

人卫智网	www.ipmph.com	医学教育、学术、考试、健康，购书智慧智能综合服务平台
人卫官网	www.pmph.com	人卫官方资讯发布平台

母乳喂养护理

Muru Weiyang Huli

主　　编：陈钰仪
出版发行：人民卫生出版社（中继线 010-59780011）
地　　址：北京市朝阳区潘家园南里 19 号
邮　　编：100021
E - mail：pmph @ pmph.com
购书热线：010-59787592　010-59787584　010-65264830
印　　刷：北京市艺辉印刷有限公司
经　　销：新华书店
开　　本：787 × 1092　1/32　印张：9
字　　数：202 千字
版　　次：2024 年 8 月第 1 版
印　　次：2024 年 9 月第 1 次印刷
标准书号：ISBN 978-7-117-36314-3
定　　价：55.00 元

打击盗版举报电话：010-59787491　E-mail: WQ @ pmph.com
质量问题联系电话：010-59787234　E-mail: zhiliang @ pmph.com
数字融合服务电话：4001118166　E-mail: zengzhi @ pmph.com

在医学界,母乳喂养一直是被关注的热点话题之一。母乳喂养对婴儿的健康和成长起着至关重要的作用,也与母亲的健康和母子情感联系关系密切。然而,在现代社会中,由于各种因素的影响,母乳喂养面临着许多挑战和困境。为了促进母乳喂养的发展并为其提供更好的支持,母乳喂养专科门诊应运而生。

母乳喂养的历史可以追溯到人类的起源。在人类进化的过程中,母乳一直是婴儿最理想的食物来源。母乳喂养提供了丰富的营养物质,包括免疫因子和其他生物活性物质,可以增强婴儿的免疫力,预防疾病发生,促进婴儿健康成长。

然而,随着文明的发展和工业化的进程,人们的生活方式发生了巨大的变化。营养学和医学的进步推动了人工奶粉的发展,改变了人们对婴儿喂养的认识和实践方式。人工奶粉的广泛使用导致了母乳喂养逐渐减少,同时也出现了一系列与之相关的健康问题。

近年来,随着对母乳喂养优势的重新认识和科学研究的深入,母乳喂养逐渐得到了重视和推广。许多国际组织和政府提倡母乳喂养,通过宣传、教育和政策支持,促进母乳喂养的普及和持续发展。

　　编写本书的目的,就在于为母乳喂养专科门诊的工作提供全面借鉴和参考。本书涵盖母乳喂养的基本知识、临床应用和前沿研究成果,帮助专科门诊的医生和护士了解和掌握母乳喂养的最新发展和最佳实践。通过提供权威、准确和实用的信息,提高母乳喂养专科门诊的工作质量和水平,为母亲和家庭提供更好的服务。

　　我们希望这本书能够为参与母乳喂养专科门诊工作的同道们提供参考,进而为推动母乳喂养的发展做出贡献。我们更希望,与同道们共同努力,可以为每个婴儿和妈妈提供科学的母乳喂养支持,实现母乳喂养的愿景。

陈钰仪

2024 年 4 月

目　录

◎ 基　础　篇 ◎

◎ 实　践　篇 ◎

◎　制　　度　　篇　◎

基础篇

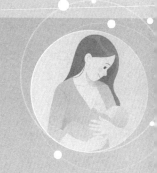

第一章 泌乳相关理论

第一节 乳房解剖学

乳房是女性重要的器官,主要由乳腺组织、脂肪组织和结缔组织构成。它位于胸前壁,通常两侧对称存在。乳房的大小、形状和结构在个体之间存在差异,这取决于遗传、激素、孕产状态和其他因素。

一、乳房解剖

(一)乳腺组织

乳腺组织是乳房最重要的组成部分,是乳汁产生和排出的关键。乳腺组织由多个乳腺小叶组成,每个小叶内含有乳腺小叶管。乳腺小叶管汇集成乳腺导管,最终汇入乳头的乳腺导管系统。这个结构使得乳汁能够从乳腺组织中产生,并流向乳头供婴儿吸吮。

乳腺小叶内部的细胞主要有两种类型:乳腺上皮细胞和小叶间质细胞。乳腺上皮细胞负责乳汁的产生和分泌,而小叶间质细胞则提供支持和结构。

(二)乳管系统

乳房内的乳腺导管是将乳汁从乳腺组织输送到乳头的管道系统。乳腺导管具有分支结构,从乳腺小叶出发,逐渐汇集成大的导管。这些导管呈放射状分布,末端接近乳头。

乳腺导管的内腔被覆乳腺上皮细胞,它们通过分泌和吸收的过程,调节乳汁的量和组成。乳腺导管的内腔也存在一定数量的乳腺腔体,它们是乳汁的主要存储区域。

(三)乳头和乳晕

乳头是乳房最外部的一部分,位于乳房前端。乳头是乳腺导管的末端,具有丰富的血液供应和神经末梢。它的主要功能是引导乳汁流向宝宝的口腔,同时也是宝宝吸吮的重要结构。

乳晕是乳头周围的圆形区域,颜色较浅。乳晕的特点是含有大量的腺体乳头,这些腺体负责分泌皮脂和润滑物质,具有保护乳头和乳晕区域的作用。

(四)结缔组织

乳房的结缔组织是支持和固定乳腺组织的重要组成部分。它由纤维组织和胶原纤维组成,形成了乳房内部的网状结构。结缔组织的存在确保了乳腺组织的稳定性和完整性。

结缔组织还包括乳房的血管和神经网络。血管为乳房提供氧气和营养物质,神经与乳房的功能有关,负责传递感觉和刺激。

二、解剖结构与母乳喂养的关系

乳房的解剖结构与母乳喂养之间存在密切的关系。乳腺组织是产生乳汁的主要部分,乳腺小叶内的乳腺上皮细胞负责乳汁的产生和分泌。乳腺导管和乳头则起着输送乳汁和供婴儿吸吮的重要作用。

乳晕的存在为婴儿吸吮提供了方便,它们含有丰富的腺体乳头和神经末梢。当婴儿吸吮乳头时,乳腺导管内的乳汁被推动流向乳头,并通过乳晕区域进入婴儿的口腔。乳晕还具有保护乳头和乳房的功能,减少摩擦和刺激。

乳房的结缔组织提供了乳腺组织的支持和固定。它确保了乳房的结构稳定,为乳腺组织的正常功能提供了基础。

需要注意的是,乳房的解剖结构与个体差异有关,这可能会影响母乳喂养的成功与否。例如,乳晕的大小和形状可能影响宝宝吸吮的效率。乳腺组织的密度和分布也可能对乳汁的产生和排出产生影响。

本节详细描述了乳房的解剖结构,包括乳腺组织、乳管系统、乳头和乳晕以及结缔组织的组成与功能。乳房的解剖结构与母乳喂养之间紧密相关,乳腺组织的乳汁产生和乳腺导管的输送功能对母乳喂养至关重要。对乳房解剖结构的理解有助于母乳喂养专科门诊的医护人员更好地指导和支持妇女进行母乳喂养。

第二节　乳汁的产生

乳汁的产生是乳房功能的核心,是母乳喂养的基础。乳汁的产生涉及多个生理机制,包括激素调节、神经控制和乳腺组织的功能。本节将详细阐述乳汁的产生过程。

乳汁的产生主要由垂体前叶激素催乳素(prolactin)分泌调节。催乳素是一种蛋白质激素,由垂体前叶的乳房细胞合成和释放。妊娠期间催乳素的分泌水平逐渐升高,分娩后催乳素的分泌进一步增加,并受到婴儿吸吮刺激的调节。催乳素作用于乳腺小叶内的乳腺上皮细胞,促使它们产生和分泌乳汁。乳腺上皮细胞中的催乳素受体与催乳素结合后,激活了一系列的信号传导途径,进而促进乳腺上皮细胞分泌乳汁。催乳素的分泌受多种因素调节。婴儿的吸吮刺激是最重要的调节因素之一。当婴儿吸吮乳头时,乳腺上皮细胞受到机械刺激,释放催乳素。这种刺激通过神经途径传达到垂体,刺激催乳素的分泌。此外,乳房的充盈状态和负反馈机制也可以调节催乳素的分泌。当乳房充盈时,乳房中的乳腺上皮细胞释放一种叫做催乳素抑制因子(PIF)的物质,抑制催乳素的分泌。当乳房排空后,PIF的抑制作用减弱,催乳素的分泌得以增加。

除了催乳素,促黄体激素(luteinizing hormone,LH)和雌激素(estrogen)也在乳汁的产生过程中有着重要作用。在妊娠期间,雌激素的分泌水平显著增加,促进了乳腺组织的生长和发育。随着妊娠的进行,乳腺内的乳腺小叶和导管系统不断扩张和分化,为乳汁的产生提供了良好的基础。促黄体激素主要在妊娠后期的黄体中分泌,它与催乳素和雌激素共同作用,促进乳腺上皮细胞的功能和乳汁的产生。促黄体激素还与催乳素一起,调节乳腺的生长和分化,以适应乳汁产量的需求。

乳腺上皮细胞分泌乳汁的过程涉及多个步骤。首先,乳腺上皮细胞通过细胞内途径合成乳汁的成分,如脂肪、乳糖、蛋白质等。这些成分通过内质网和高尔基体的运输系统合成,并通过分泌颗粒包裹起来。接下来,这些分泌颗粒移动到细胞边界的基底侧,并与细胞膜融合,释放乳汁成分到乳腺导管。这个过程称为分泌。分泌的过程受到多个因素的调节,包括催乳素、促黄体激素、雌激素以及其他细胞内信号传导途径的参与。最后,乳腺导管将乳汁从乳腺组织输送到乳头。乳腺导管的运动和肌肉收缩有助于乳汁的流动和排出。

乳汁的产生不仅涉及乳腺组织和激素调节,还受到神经控制的影响。婴儿的吸吮刺激通过神经途径传递到乳腺上皮细胞,刺激乳汁的产生和分泌。这种刺激还引起了乳腺导管和肌肉的收缩,促进了乳汁的流动和排出。

综上所述,乳汁的产生是一个复杂的生理过程,涉及乳腺组织、激素调节和神经控制。了解乳汁产生的机制对于母乳喂养的成功和婴儿的健康至关重要。这种深入的理解可以为支持和促进母乳喂养提供指导,并确保乳汁的充分供给和婴儿的适当营养。

（潘琰梨）

第二章　孕期与母乳喂养

第一节　乳房分类

乳房的分类是根据乳房的形状、大小、乳头特征等因素进行的。不同的乳房类型可能会对母乳喂养的成功与否产生影响。本章将详细介绍乳房的分类及其与母乳喂养的关系。

一、乳房形状的分类

乳房的形状是根据其外观和轮廓进行分类的,下面是一些常见的乳房形状分类。

(一)扁平形乳房

扁平形乳房外观较为扁平或椭圆,乳晕可能较大,乳头可能较平或凹陷。这种形状可能对乳汁的流动和乳头的吸附产生一定影响,使乳汁排出困难。产妇可能需要额外的刺激和辅助工具来刺激乳腺,以促进乳汁排出和乳房充分排空。

(二)碗圆形乳房

碗圆形乳房外观近似一个碗,上下径与水平径相近,乳晕较小,乳头可能较突出。这种形状对于乳汁的流动和乳头的吸附较为有利,使得乳汁能够较顺畅地流出,并便于婴儿有效吸吮。

(三)半球形乳房

半球形乳房外观呈较高度的凸起,形状近似于半球。乳晕较小,乳头可能较突出。这种形状对乳汁的流动和乳头的吸附较有优势,使乳汁能够较轻松地流动到乳头,便于婴儿吸吮。

（四）圆锥形乳房

圆锥形乳房底部较宽,上部逐渐收紧成尖锥形。乳晕和乳头较小。这种形状可能对乳汁的流动和乳头的吸附产生一定影响,使乳汁能够较顺畅地流向乳头,有利于婴儿吸吮。

（五）下斜形乳房

下斜形乳房上下径较窄,呈下斜的外观。乳晕可能较大,乳头可能较低。这种形状可能导致乳汁流动的阻力增加,乳汁流出困难。产妇可能需要采用适当的姿势和乳房按摩等方法来促进乳汁的排出。

（六）下垂形乳房

下垂形乳房底部可能较平坦或下垂,乳晕和乳头可能较大且位置较低。这种形状可能对乳汁的流动和乳头的吸附产生一定挑战,使乳汁流出和乳房排空变得更加困难。产妇可能需要额外的乳房指导支持和乳头刺激来促进母乳喂养。

需要注意的是,乳房形状的分类和对母乳喂养的影响是相对的,每个个体的乳房形态可能存在一定程度的变化。乳房形状的多样性并不意味着无法成功进行母乳喂养,合适的技巧、姿势及专业的支持和指导可以帮助产妇克服乳房形状方面的困难,建立和维持良好的母乳喂养实践。

二、乳头特征的分类

乳头的特征是根据乳头的长度、直径、乳头皮肤的敏感度等进行分类的。以下是一些常见的乳头特征分类。

（一）正常乳头

正常乳头指乳头在正常状态下具有适当的长度、直径和突出度。这种乳头形态通常对母乳喂养非常有利,它使宝宝能够轻松含住乳头并有效地吸吮乳汁。产妇在正常乳头状态下往往无需额外的支持或辅助工具,能够成功地进行母乳喂养。

（二）扁平乳头

扁平乳头指乳头在正常状态下较为平坦,不易突出。这种乳头形态可能对乳汁的流动和乳头刺激产生一定影响,使乳汁排出困难。在母乳喂养过程中,扁平乳头可能导致宝宝吸吮困难,无法有效地获取乳汁。产妇可能需要额外的乳头刺激和辅助工具,如乳头按摩、乳头拉伸器等帮助乳头突出,以便宝宝更好地吸吮乳汁。

（三）小乳头

小乳头指乳头的长度和直径较短小,不够突出。这种乳头形态可能会对宝宝的吸吮方式产生一定影响,使得宝宝难以有效地吸吮乳汁。在母乳喂养过程中,产妇可以采用合适的姿势和乳房按摩来帮助宝宝更好地吸吮乳汁。有时候,使用乳盾也可以提供额外的刺激和帮助。

（四）巨大乳头

巨大乳头指乳头的长度和直径较长大,突出程度较高。这种乳头形态通常对母乳喂养有利,因为它使宝宝更容易含住乳头,有效地吸吮乳汁。产妇可以尝试不同的乳房姿势和角度,以便宝宝更好地适应巨大乳头,并确保宝宝能够正确吸吮乳汁。

（五）凹陷乳头

凹陷乳头指乳头在正常状态下向内凹陷,形成凹陷的外观。凹陷乳头可能会对乳汁的流动和乳头刺激产生一定影响,使乳汁排出困难。在母乳喂养过程中,凹陷乳头可能导致宝宝吸吮困难,无法充分获取乳汁。产妇可能需要采用乳房按摩、乳头刺激、乳头拉伸等方法来帮助乳头恢复正常形态,以促进宝宝的吸吮。有时候,需要使用乳盾提供额外的刺激和帮助。

需要注意的是,乳头形态的分类和对母乳喂养的影响是相对的,每个个体的乳头形态可能存在一定程度的变化。乳头形态的多样性并不意味着无法成功进行母乳喂养,合适的技巧、姿势及专业的支持和指导可以帮助产妇克服乳头形态方面的困难,建立和维持良好的母乳喂养实践。

总的来说,乳房的分类对母乳喂养的成功与否具有一定的影响。不同的乳房类型可能需要不同的支持和技巧,以确保宝宝能够正确吸吮乳汁。了解自己的乳房类型有助于妇女更好地理解自己的乳房特点,并为进行母乳喂养做好充分准备。

第二节 孕期乳房护理

孕期乳房护理是指通过一系列的护理措施和方法,维护孕妇乳房的健康和舒适,为产后的母乳喂养做好准备。

一、孕期乳房护理的原因和目的

(一)乳房发育和变化

孕期乳房会发生一系列的生理变化,包括乳腺增生和乳腺导管扩张,这些变化是为产后的乳汁分泌做准备。乳房护理的目的之一是帮助乳房适应这些变化,促进乳腺组织的健康发育。

（二）乳房不适和不适症状的缓解

在孕期,许多孕妇可能经历乳房胀痛、敏感、乳头疼痛等不适症状。乳房护理的目的之一是通过正确的方法和措施缓解这些症状,提高孕妇的舒适度。

（三）乳房皮肤健康

孕期乳房皮肤的健康非常重要。乳房护理的目的之一是维持乳房皮肤的水分平衡,预防皮肤干燥、瘙痒和皲裂等问题。保持乳房皮肤的健康有助于预防感染和其他皮肤问题。

（四）乳房按摩和刺激

乳房按摩和刺激可以促进乳腺的血液循环和淋巴流动,增加乳腺组织的充血和营养供应。此外,乳房按摩和刺激还可以促进乳腺组织的废物排出,提高乳房的健康状况。

（五）做好母乳喂养准备

孕期乳房护理的一个重要目的是为母乳喂养做好准备。通过正确的护理和维护,在产后能够顺利实现乳汁分泌和乳房排空。

总之,孕期乳房护理的目的是保持乳房的健康、缓解不适症状、准备乳房进行母乳喂养。适当的孕期乳房护理可以提高孕妇的舒适度,预防乳房问题,并为产后的母乳喂养奠定良好的基础。

二、孕期乳房护理的方法

（一）定期进行乳房自我检查

定期进行乳房自我检查可以及早发现和处理任何异常情况。乳房自我检查应包括观察乳房外观和轮廓、触摸乳房组织以检测任何异常的包块或硬块,并留意乳头区域是否有异常分泌物。

（二）选择合适的内衣

孕期乳房的大小和形状可能会发生变化，因此选择合适的内衣很重要。建议选择支撑力度适当的孕妇内衣，以减少乳房的不适和不适当的压迫。柔软、无刺激的面料如棉质可降低对乳房皮肤的刺激。

（三）维持良好的乳房卫生

保持乳房卫生是孕期乳房护理的重要一环。每天用温水轻轻清洁乳房和乳头周围的皮肤，避免使用过于刺激的肥皂或洗液。保持乳房区域的干燥，避免湿气滞留，可预防细菌感染。

（四）适度的运动和按摩

适度的运动和按摩有助于促进乳腺的血液循环和淋巴液排出，有利于乳房健康。孕妇可以选择适宜的孕期体操、散步、瑜伽等轻度运动，同时避免剧烈运动和过度压迫乳房的活动。按摩乳房可以促进乳汁的流动和排出。

（五）避免乳头刺激

孕期乳头的敏感度可能增加，因此需要避免过度刺激。避免使用粗糙的毛巾或抹布擦拭乳头，避免使用有刺激性的肥皂或沐浴露清洁乳头区域。同时，在选择内衣时，应选择柔软材质和适合乳头大小的罩杯。

（六）维持适当的饮食和水分摄入

良好的饮食和充足的水分摄入对乳房的健康和乳汁的产生至关重要。孕妇应保持均衡的饮食，摄入足够的蛋白质、维生素和矿物质，以促进乳汁的合成。每天充足的饮水量也是保持乳汁产量和质量的重要因素。

（七）学习正确的母乳喂养技巧

在孕期,学习正确的母乳喂养技巧对于成功进行母乳喂养至关重要。通过参加母乳喂养课程或咨询专业人士,了解如何正确哺乳,包括哺乳姿势、乳房握持、宝宝吸吮等方面的技巧。掌握这些技巧可以减少乳房的不适和乳头的损伤,更好地进行母乳喂养。

总的来说,孕期乳房护理是保持乳房健康、促进乳汁产生和为未来的母乳喂养打下基础的重要环节。通过定期自我检查乳房、选择合适的内衣、保持良好的乳房卫生、进行适度的运动和按摩、避免乳头刺激、保持适当的饮食和水分摄入以及学习正确的母乳喂养技巧,可以确保孕妇的乳房健康,并为成功进行母乳喂养奠定基础。

第三节 孕期母乳喂养相关风险评估

孕期母乳喂养相关风险评估是指在孕期为准妈妈进行全面评估,评估她们在母乳喂养过程中可能面临的风险和挑战。帮助医疗团队了解准妈妈的个体情况,制订个性化的支持计划,最大程度地促进成功的母乳喂养。孕期母乳喂养相关风险评估有助于提早预防和解决潜在问题,促进成功的母乳喂养。

一、评估内容

（一）健康状况评估

1. 孕期疾病史 评估孕妇是否有慢性疾病,如糖尿病、高血压、甲状腺疾病等。这些疾病可能对母乳喂养产生影响,因此需要对其进行评估和管理。

2. 药物使用　评估孕妇是否在孕期使用药物,包括处方药、非处方药以及草药补充剂。有些药物可能会通过母乳传递给婴儿,因此需要评估其对母乳喂养的影响。

3. 营养状况　评估孕妇的营养状况,包括体重增长、饮食结构、特殊膳食需求等。合理的营养对母乳喂养的成功至关重要。

4. 心理健康　评估孕妇的心理健康状态,包括焦虑、抑郁等心理问题。心理健康问题可能影响母乳喂养的决策和实施,因此需要评估并提供相应的支持。

5. 饮食习惯　评估孕妇的饮食习惯,包括饮水量、咖啡因摄入、酒精摄入等,这些因素都会对母乳喂养产生影响。

6. 健康行为　评估孕妇的健康行为,包括是否有吸烟、饮酒、使用药物或接触有害物质的行为。这些行为可能对母乳喂养产生不利影响,需要进行评估和干预。

综上所述,孕期母乳喂养相关风险评估中孕妇的健康状况评估内容涵盖了孕期疾病史、药物使用、营养状况、心理健康、饮食习惯和健康行为等多个方面。这些评估内容有助于全面了解孕妇的健康状况,为制订个性化的支持计划提供依据。

(二)乳房状况评估

1. 评估内容

(1)乳房结构:评估孕妇的乳房结构,包括乳房大小、对称性、外形等。异常的乳房结构可能会影响乳汁排空。

(2)乳头状态:评估孕妇的乳头状态,包括乳头形状、乳头裂伤等。乳头异常可能影响婴儿正确吸吮以及吸吮对乳房的刺激。

(3)乳腺疾病:评估孕妇是否有乳腺疾病,如乳腺囊肿、乳腺炎等。这些疾病可能影响乳汁的产生和排空。

（4）乳房疼痛：评估孕妇是否有乳房疼痛或不适的症状，如乳汁淤积、乳头疼痛等。乳房疼痛可能影响到能否母乳喂养及其持续性。

（5）乳房手术史：评估孕妇是否有乳房手术史，如乳房整形手术、乳房切除手术等。手术可能对乳房结构和功能产生影响。

（6）乳房皮肤状况：评估孕妇的乳房皮肤状况，包括有无皮肤病变、皲裂、瘙痒等。

通过对孕期母亲乳房状况的综合评估，可以帮助医务人员了解潜在的乳房问题，为提供个性化的乳房护理和母乳喂养支持提供依据。

2. 评估工具和方法

（1）视觉检查：医务人员通过目测评估乳房外观和结构，观察乳头、乳晕和乳房皮肤的情况。

（2）触诊：医务人员进行触诊，通过触摸乳房组织来评估其硬度、结节或其他异常情况。

（3）乳房超声检查：使用超声波技术对乳房组织进行详细的检查，以评估乳腺内部是否有结构异常等情况。

3. 存在的困难

（1）主观性和个体差异：乳房状况评估可能受到个体主观感受的影响，如不同个体对疼痛的感受程度不同，需要医务人员进行客观的评估和判断。

（2）技术要求和设备限制：乳房超声检查需要专业技术和设备支持，这可能无法满足所有医疗机构和地区的需求。

（3）患者舒适度和隐私保护：评估过程可能会对患者造成一定的身体和心理不适，需提供良好的评估环境并确保患者隐私和尊严。

（三）心理健康状况评估

1. 评估内容

（1）心理健康史评估：评估孕妇过往是否有焦虑、抑郁、心理创伤等心理健康问题，以及相关的治疗经过和效果。这有助于了解孕妇的心理健康状态，评估其对母乳喂养的潜在影响。

（2）孕期焦虑和抑郁评估：使用专门的评估工具，如汉密尔顿焦虑量表（HAM-A）、汉密尔顿抑郁量表（HAM-D）等，评估孕妇的焦虑和抑郁症状。焦虑和抑郁可能会影响是否进行母乳喂养。

（3）应对压力能力评估：评估孕妇面对压力时的心理应对能力和策略，了解其对母乳喂养的影响。

（4）社会支持评估：通过社会支持评估量表（如 SSRS）或面谈的方式，评估孕妇的社会支持系统，包括家庭支持、朋友支持和伴侣的支持。良好的社会支持对孕妇的心理健康和母乳喂养成功至关重要。

2. 评估方法

（1）面对面的访谈：医务人员可与孕妇进行开放式面谈，通过指导性问题了解孕妇心理健康状况，包括焦虑、抑郁和社会支持等方面的情况。

（2）使用标准的评估工具进行问卷调查：医务人员可使用标准评估工具，要求孕妇填写相关的焦虑、抑郁和社会支持评估问卷，以便获取客观的数据。

3. 存在的困难

（1）个体差异和文化差异：心理健康问题受到个体和文化差异的影响，评估过程需要考虑到这些差异，确保评估工具和方法的有效性和适用性。

（2）隐私和保密问题：在进行评估时，医务人员需要确保孕妇的隐私和保密，营造一个安全、信任的评估环境。

（3）医务人员的认知和偏见：医务人员需要克服自身对心理健康问题的认知和偏见，以提供更全面的支持和帮助。

（4）孕妇的意愿和合作程度：有些孕妇可能不愿意透露或寻求帮助，医务人员需要倾听和尊重孕妇的选择，鼓励她们积极合作参与。

二、孕期母乳喂养相关风险评估

在孕期进行母乳喂养时，需要对相关风险进行评估，以便采取适当的措施来预防和解决潜在的问题。以下是一些常见的孕期母乳喂养相关风险评估的内容。

（一）乳房形状和大小对乳汁产量的影响评估

乳房的形状和大小可能对乳汁产量产生影响。乳汁的产量可以基于乳房形状和大小评估，并为母乳喂养做好合适准备。例如，乳房形状较小或下垂的妇女可能会出现乳汁产量不足，需要额外的技巧和支持促进乳汁产生和乳汁流动。

（二）乳头特征对乳房护理和宝宝吸吮的影响评估

乳头的特征可能会影响乳房护理和宝宝的吸吮。评估乳头的长度、直径和敏感度可以为乳房护理和母乳喂养提供个体化的指导。例如，乳头平坦或凹陷的妇女可能需要特殊技巧和支持，以帮助宝宝正确吸吮乳汁。

（三）妊娠期间乳房变化对乳汁产量的影响评估

妊娠期间，乳房会经历生理性的变化，这可能会对乳汁产量产生影响。通过评估妊娠期间乳房的变化，可以预测乳汁的产量，并制订合适的喂养计划。例如，在妊娠早期，乳房可能会变得充血和更敏感,可能会导致乳房不适和乳汁产量的波动。评估这些变化有助于为母乳喂养提供更准确的支持和指导。

(四)潜在的乳房感染和乳头问题风险评估

孕期母乳喂养中,乳房感染和乳头问题是常见的风险。通过评估潜在的风险因素,如乳房护理不当、吸吮不正确和乳头损伤等,可以采取预防措施,减少感染和乳头问题的发生。定期检查乳房和乳头的健康状况,并及时处理任何异常症状,是预防和管理这些风险的关键。

(五)相关药物和疾病对母乳喂养的影响评估

在孕期母乳喂养中,某些药物和疾病可能对母乳喂养产生影响。评估孕妇所接触的药物和疾病,包括慢性疾病、急性感染和治疗所用药物,可以帮助确定是否需要调整喂养计划或寻求医生的意见。

总的来说,在孕期进行母乳喂养时,对相关风险进行评估是至关重要的。评估乳房形状和大小对乳汁产量的影响、乳头特征对乳房护理和宝宝吸吮的影响、妊娠期间乳房变化对乳汁产量的影响以及进行潜在的乳房感染和乳头问题风险评估,可以为个体化的母乳喂养提供支持和指导。此外,评估与药物和疾病相关的影响,有助于确保母乳喂养的安全和有效性。综合评估这些风险因素,可以制订出个体化的母乳喂养计划,并及时采取措施来预防和解决潜在的问题。

(董燕妹)

第三章 分娩与母乳喂养

第一节 正常分娩产程

正常分娩是指通过阴道顺利将胎儿送出母体的过程,由三个产程组成,分别是第一产程、第二产程(胎儿娩出期)、第三产程(胎盘娩出期)。正常分娩的产程对母乳喂养有着重要的影响,从产程中的荷尔蒙分泌、早期皮肤接触到早期吮吸行为,都对母乳喂养的启动和成功起着关键作用。

一、产程和母乳喂养的关系

(一)第一产程

第一产程是指从宫颈开始开张到完全开张的过程。在第一产程中,孕妇可能经历宫缩、宫颈扩张和颤动等生理过程。孕妇在这个阶段应该维持良好的水分和能量摄入,并保持合适的体位和运动,以保证乳房的血液循环和营养供应,以上有助于维持乳腺组织的健康和乳汁分泌的正常进行。

(二)第二产程(胎儿娩出期)

第二产程是指从宫颈完全开张到胎儿娩出的过程。在第二产程中,孕妇通常会感到强烈的推产冲动,并开始产道用力。这个阶段的用力和努力有助于激活垂体和乳腺组织,促使产后乳汁分泌。娩出胎儿后,宝宝的早期吮吸也可以进一步刺激乳汁的分泌和流动。

（三）第三产程（胎盘娩出期）

第三产程是指胎儿娩出后到胎盘完全娩出的过程。在第三产程中，子宫继续收缩，胎盘将会分离并娩出。产后的子宫收缩有助于减少子宫内膜的出血，并促使乳房的充血和乳汁分泌。此时，孕妇可以开始进行早期的皮肤接触和母乳喂养，以刺激乳汁分泌、促进乳房排空和乳汁供应的过程。

综上所述，产程和母乳喂养之间关系紧密。在不同的产程中，孕妇需要通过适当的饮食、水分摄入和体位保持乳房的健康和血液循环，以促进乳汁的分泌和乳房的排空。此外，新生儿早期的吮吸和接触也可以刺激乳汁的分泌和乳房功能的建立。及时的、早期的母乳喂养有助于确保乳汁供应的建立和维持。

二、早期皮肤接触和母乳喂养的关系

正常分娩后，新生儿与母亲的早期皮肤接触对于母乳喂养的启动非常重要。皮肤接触可以促进母婴之间的情感联系，刺激新生儿的吮吸反射，并帮助建立初乳的分泌。早期皮肤接触还有助于调节新生儿的体温和呼吸，促进新生儿健康，提升适应能力。

三、早期吮吸行为与母乳喂养的关系

正常分娩后，新生儿通常会表现出早期吮吸的本能。新生儿在出生后的第一个小时内，会表现出主动寻找乳头和吮吸的行为。这种早期吮吸行为有助于乳房的刺激和乳汁的排出，同时也满足新生儿对营养和安全感的需求。通过及时哺乳，促进新生儿掌握正确的吸吮技巧，可以确保有效母乳喂养的开始。

四、母体恢复与母乳喂养的关系

正常产程的母亲通常身体恢复会更快。母乳喂养可以促进子宫的收缩,减少产后出血,并加速子宫恢复正常大小。此外,哺乳过程中荷尔蒙的分泌有助于减轻产后抑郁症的风险,并促进母亲和婴儿之间的情感联系。

五、支持和指导的重要性

在正常分娩产程后,新妈妈可能需要适当的支持和指导来确保成功进行母乳喂养。产科医生、助产士和其他专业人士可以提供相关的教育和技巧,帮助新妈妈正确哺乳、解决困难和疑虑,并建立母乳喂养的信心。他们还可以提供有关乳房护理、正确吸吮技巧和乳汁分泌的信息,以确保母乳喂养的顺利进行。

总的来说,正常分娩的产程对母乳喂养起着重要的影响。产程中的荷尔蒙分泌、早期皮肤接触和早期吮吸行为等因素对母乳喂养的启动和成功具有重要作用。母乳喂养不仅有助于新生儿的营养和健康,还促进了母亲和婴儿之间的亲密联系和情感发展。通过提供适当的支持和指导,可以帮助新妈妈们成功进行母乳喂养,并享受到与宝宝共同成长的美好时光。

第二节 分 娩 方 式

分娩方式是指胎儿从母体中娩出的方式,常见的分娩方式包括阴道分娩(自然分娩、阴道助产)和剖宫产等。不同的分娩方式对母乳喂养存在不同的影响,从产程中的激素分泌、早期皮肤接触到产后恢复等方面,都对启动和成功实施母乳喂养起着重要作用。

一、阴道分娩

(一)自然分娩

自然分娩是指通过自然的生理过程将胎儿从子宫中娩出的方式。自然分娩方式对母乳喂养有明显的影响。

1. 乳房激素分泌　自然分娩过程中,产妇会经历多次宫缩,加上分娩过程中娩出的努力,会导致垂体激活,释放催乳素和催产素等激素。这些激素的分泌对乳汁的产生和分泌起着重要的作用。特别是催乳素的分泌,能够促进乳腺充血和乳汁分泌,为母乳喂养提供了有利的条件。

2. 早期皮肤接触　自然分娩通常会有更多机会进行早期皮肤接触。在这个过程中,新生儿与母亲的皮肤接触能够促进婴儿的吸吮反射和母乳喂养的启动。皮肤接触有助于加强母婴之间的情感联系,进一步刺激乳汁分泌,并提高母乳喂养的成功率。

3. 乳汁初乳成分　自然分娩的产妇在分娩过程中会分泌出初乳,这是一种营养丰富、抗体含量高的乳汁。初乳对新生儿的免疫系统发育和抵抗力的提高至关重要。自然分娩后产妇的乳汁初乳成分可能更加适应新生儿的需要,为其提供更好的养分和保护。

4. 产后恢复　自然分娩相对于剖宫产来说,产后恢复更快。产妇在恢复期间可能更容易建立起乳房的正常功能,保证乳汁供应。自然分娩有助于母乳喂养的顺利进行,并提高母乳喂养的成功率。

（二）阴道助产

阴道助产分娩是指助产士或助产医师使用手法、仪器或技术协助妇女自然分娩的方式。阴道助产分娩方式对母乳喂养也有一定的影响。

1. 产程和体力　阴道助产分娩可能会对产程和体力产生影响。它可以加速分娩过程，减少分娩所需时间和努力。虽然可能会减轻产妇的体力负担，但也可能使产程变得较为紧张和快速。这对于母乳喂养来说，可能会导致产后乳汁分泌刺激较少，需要额外的努力来建立和维持乳汁供应。

2. 产程中的疼痛管理　在阴道助产分娩中，产妇可能会接受疼痛管理，例如使用阵痛缓解药物或局部麻醉。这些疼痛管理可以缓解产妇疼痛，但可能对乳汁分泌和母乳喂养产生暂时的影响。某些药物可能会影响乳汁分泌或传递给新生儿，因此在使用这些药物时需要谨慎，并密切监测乳汁供应情况。

3. 早期皮肤接触　阴道助产分娩通常仍然可以提供机会进行早期皮肤接触。这对于母乳喂养非常重要，因为早期皮肤接触可以促进婴儿的吸吮反射和母乳喂养的启动。母婴之间的早期皮肤接触有助于建立情感联系，刺激乳汁分泌，并提高母乳喂养的成功率。

4. 产后恢复　阴道助产分娩相对剖宫产来说，产后恢复较快。产妇在恢复期间可能更容易建立起乳房的正常功能和乳汁供应。这有助于母乳喂养的顺利进行，并提高母乳喂养的成功率。

二、剖宫产

剖宫产是一种通过手术切开腹部，将胎儿从子宫中娩出的分娩方式。剖宫产分娩方式对母乳喂养有一定的影响。

1. **乳房激素分泌** 相比于自然分娩,剖宫产分娩方式可能会对产妇的激素分泌产生一定影响。在剖宫产中,产妇没有经历自然分娩所伴随的宫缩和努力,因此垂体激活的程度可能较低。这可能会导致催乳素和催产素等激素的分泌相对减少,从而影响乳汁产生和分泌。

2. **产后恢复** 相对于自然分娩,剖宫产恢复期可能需要的时间更长。手术后,产妇的身体恢复,如伤口愈合和恢复体力,需要更多时间。这可能会对母乳喂养产生暂时的影响,因为产妇需要更多的休息和恢复时间,以建立和维持乳汁供应。

3. **手术麻醉和药物使用** 在剖宫产中,产妇通常需要接受全身或局部麻醉。麻醉药物可能会对乳汁分泌和传递给新生儿产生一定的影响。某些药物可能会暂时影响乳汁分泌或传递给新生儿,因此在使用这些药物时需要谨慎,并密切监测乳汁供应。

4. **早期皮肤接触** 在剖宫产中,产妇仍然有机会进行早期皮肤接触。医疗人员可以在手术结束后尽快将新生儿带到母亲身边,进行早期吮吸行为。虽然可能需要一些额外的支持和指导,但及时正确的吸吮可以促进乳汁排出和乳汁供应的建立。

总的来说,不同的分娩方式对母乳喂养影响不同。自然分娩通过产程中的激素分泌、早期皮肤接触和早期吮吸行为等方面,有助于母乳喂养的启动和成功。剖宫产和阴道助产由于手术干预等的原因,可能对荷尔蒙分泌、早期皮肤接触和早期吮吸行为等方面产生一定的影响。然而,通过医疗人员的支持和指导,适当的康复和恢复措施,母乳喂养仍然可能实现。每个母亲在选择和实施不同的分娩方式后，都应获得个性化的支持和指导，以确保成功进行母乳喂养。

第三节　分娩后母乳支持

分娩后母乳支持在过去几年中取得了显著的进步，并且越来越多的机构和专业团队意识到母乳喂养对产妇和婴儿的重要性。专业的医疗团队在分娩后母乳支持中发挥着关键的作用。医生、助产士、护士和母乳顾问等专业人员接受了相关培训，可以提供专业的指导和支持，帮助产妇解决母乳喂养中的问题和困惑。

教育和培训也是促进母乳喂养的重要手段。通过向产妇和家人提供有关母乳喂养的准确信息和技巧培训，可以提高他们的意识和信心，使他们更好地面对母乳喂养的挑战。

早期皮肤接触的推广是另一个重要的进展。这种接触促进了母婴情感联系的建立，有助于刺激乳汁分泌，促进乳房充盈，为成功的母乳喂养打下了坚实的基础。政策支持是推动母乳喂养的重要因素之一。越来越多的机构和社区制定了支持母乳喂养的政策，提供合适的环境和条件，鼓励产妇进行哺乳，并为母乳喂养提供便利和支持。

此外，互联网和社交媒体也为母乳喂养提供了更多的资源和支持。产妇可以通过在线资源、群组和社交媒体平台获取母乳喂养的信息、分享经验和获得支持，这为她们提供了更广泛的信息资源支持网络。

总之，分娩后母乳支持取得的进展确实有助于提高母乳喂养率，并促进母婴的健康和幸福。尽管确有一些挑战需要克服，但专业团队、教育培训、早期皮肤接触、政策支持和在线资源的积极影响,为产妇建立和维持成功的母乳喂养提供了更好的环境和条件。

一、分娩后的母乳支持对母婴的重要意义

(一)新生儿营养供给

母乳是新生儿最理想的食物,提供了宝宝所需的营养成分、抗体和生长因子。通过分娩后的母乳支持,促进产妇建立和维持成功的母乳喂养,可以确保新生儿获得充足的营养供给,帮助他们健康成长和发展。

(二)免疫保护

母乳中含有丰富的抗体和免疫细胞,可以帮助新生儿抵御感染和疾病。分娩后的母乳支持有助于产妇建立充足的乳汁供应,从而为新生儿提供免疫保护,减少其感染风险,并提高抵抗力。

(三)母婴情感联系

母乳喂养是母婴之间亲密的接触和互动方式。分娩后的母乳支持可以促进早期皮肤接触,促进母婴之间的情感联系和亲子关系的建立。这对于宝宝的心理和情绪发展,以及母亲的满足感和情绪健康都具有重要意义。

(四)妇女健康

母乳喂养对产妇自身的健康也有益处。分娩后的母乳支持可以帮助产妇子宫收缩、减少子宫出血,并降低产后抑郁的风险。同时,母乳喂养会降低乳腺癌、卵巢癌和子宫内膜癌风险。

(五)社会经济效益

母乳喂养对社会和经济的影响也是不可忽视的。分娩后的母乳支持可以减少婴儿的疾病和医疗费用,降低医疗资源的消耗。同时,母乳喂养还有助于减少包装废物和环境

污染。

综上所述,分娩后的母乳支持对产妇和婴儿的健康和幸福具有重要的意义。专业的母乳支持可以帮助产妇建立和维持成功的母乳喂养,从而提供新生儿所需的营养、免疫保护,促进母婴情感联系,保护产妇的健康,同时带来社会和经济的益处。这强调了母乳支持在促进健康、可持续发展中的重要性。

二、分娩后母乳支持实施流程及注意事项

为了支持母乳喂养的顺利进行,医疗团队需要实施一系列流程,包括评估和监测、早期皮肤接触、母乳喂养指导、产后护理、家庭支持、母乳喂养实践和持续支持。以下是分娩后母乳支持的详细实施流程及注意事项。

(一)评估和监测

分娩后,产后护理团队应对产妇和新生儿的健康状况进行全面评估。对于母亲,评估包括产后身体恢复情况、产程情况、有无并发症或手术的影响。对于新生儿,评估包括出生体重、体温、呼吸、吮吸反射、哭声和肌张力等。

(二)早期皮肤接触

根据母婴健康状况,积极促进早期皮肤接触。将新生儿放置在母亲的胸前,有助于促进早期依恋和母乳喂养的启动。如果产妇或新生儿需要特殊护理,应尽快确保他们的状况稳定,然后进行接触。

(三)母乳喂养指导

产后护理团队提供母乳喂养的专业指导。包括正确的母乳喂养姿势,"侧卧式""半躺式"是分娩后最常用的母乳喂养姿势,以及如何确保有效吮吸。同时,指导产妇如何处理

可能出现的母乳喂养问题,比如乳头皲裂、乳汁淤积、乳房疼痛等。

（四）产后护理

确保产妇得到适当的休息和营养。护理团队应提供产后身体护理,包括伤口护理、疼痛管理和营养指导。产妇需要合理的营养和充分的休息以支持母乳分泌和身体恢复。

（五）家庭支持

鼓励家庭成员积极支持母乳喂养。提供家庭环境的支持和理解,包括鼓励配偶参与母乳喂养,分享家务和照顾其他孩子,以减轻产妇的负担。

（六）母乳喂养实践

在医院或产房内,促进母乳喂养的实践。护理团队应提供支持,监测母乳喂养的过程,确保新生儿获得足够的营养和母乳分泌。同时,鼓励母亲主动参与喂养,培养母婴之间的亲子关系。

（七）持续支持

产后护理团队需要提供持续的支持和教育。帮助母亲克服可能出现的母乳喂养挑战,比如乳汁淤积、乳腺炎等问题。同时,对于母亲的心理健康也要给予关注,确保她们得到充分的支持和理解。

母乳喂养的支持不仅要在医院内进行,也需要进行跨领域合作,包括医护人员、产后护理师、营养师和心理健康专家等。此外,还需要建立社会支持网络,包括母乳喂养支持小组和社区资源整合。这些措施的共同目标是促进母乳喂养的成功实施,保障母婴的健康和幸福。

（翁晓时）

实践篇

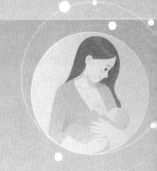

第四章 产后72小时黄金支持技术

第一节 皮肤接触

一、皮肤接触的概述

皮肤接触（skin-to-skin care, SSC）最初由哥伦比亚儿科医生 Rey 和 Martinez 于 1978 年创建，旨在应对医疗资源不足的情况下，降低早产儿和低体重儿的发病率和死亡率。在1983 年，Rey 和 Martinez 正式将该项护理措施命名为袋鼠式护理（kangaroo mother care, KMC）。随着新生儿保健实践的发展，这两个术语的定义也在不断更新。

2003 年，世界卫生组织（WHO）在《袋鼠式护理实践指南》中将 KMC 定义为早产儿护理的一种方式，包括四个组成部分：母婴之间早期和持续的皮肤接触、纯母乳喂养、早期出院并进行家庭护理，以及出院后提供随访和支持。2022 年，WHO 在《口袋指南》（第二版）中对不同分娩方式下如何进行皮肤接触进行了详细说明。对于剖宫产术后进行皮肤接触，首先应准备两块无菌手术布巾，其中一块覆盖在母亲大腿处。新生儿出生后，被放置在母亲大腿上的无菌布上擦干全身并进行检查，不进行常规吸痰。在确认呼吸正常后的 1~3分钟内剪断脐带，然后将婴儿转移到母亲胸部，使其保持俯卧位，并盖上第二块无菌手术布巾进行皮肤接触。而对于阴道分娩,新生儿在娩出后,立即被放置在母亲腹部干毛巾上,擦干全身并评估呼吸情况,在5秒内完成。若新生儿有呼吸或哭声,将其置于俯卧位,头偏向一侧,并用清洁的干毛巾遮盖身体,并为其戴上帽子,开始与母亲进行皮肤接触。

从定义上来看,皮肤接触是袋鼠式护理的 部分,但并不能将皮肤接触与袋鼠式护理完全等同起来。

二、新生儿皮肤接触的机制

(一)神经机制

新生儿的皮肤表面富含神经末梢,特别是触觉感受器。当新生儿与母亲或其他亲近人士进行皮肤接触时,皮肤上的触觉感受器被刺激,通过感觉神经传递信号到中枢神经系统,引起神经反应。这些神经反应可以促进婴儿的舒适感,加强与母亲的情感联系。

(二)生理机制

皮肤接触可以对新生儿的生理状况产生积极影响。首先,皮肤接触可以帮助维持婴儿的体温稳定。母亲的身体温暖可以传递给婴儿,帮助婴儿的体温维持在正常范围内。此外,皮肤接触还可以促进婴儿的心率和呼吸稳定,改善血氧饱和度,增强免疫系统功能,降低感染和呼吸道疾病的风险。

(三)行为机制

皮肤接触可以促进婴儿与母亲或其他亲近人士之间的情感联系和亲子关系的建立。通过皮肤接触,婴儿可以感受到母亲的温暖、呼吸和心跳声,有助于建立亲密感和安全感。同时,皮肤接触还可以促进母乳喂养的成功,增加母乳供应,促进喂养技巧改善。

总的来说,新生儿皮肤接触的机制是一个复杂的综合效应,涉及神经、生理和行为等多个方面。通过刺激触觉感受器、调节生理参数和促进情感联系,皮肤接触对新生儿的发育和健康有重要影响。

三、新生儿皮肤接触的适应证

新生儿皮肤接触适用于几乎所有新生儿,无论是足月婴儿还是早产儿。

(一)正常足月婴儿

对于正常足月婴儿来说,皮肤接触有助于促进母婴情感联系的建立,增强亲子关系,提高母乳喂养的成功率。

(二)早产儿

早产儿特别需要皮肤接触的益处。早产儿通常面临更高的健康风险,皮肤接触可以帮助他们适应外界环境,稳定体温和呼吸,促进免疫系统发育,降低感染和呼吸道疾病的风险。

(三)低出生体重儿

低出生体重儿也可以从皮肤接触中获益。皮肤接触有助于提高低体重儿的体温调节能力,增强免疫系统功能,改善母乳喂养的成功率,促进生长和发育。

(四)新生儿疾病

一些新生儿疾病也可以通过皮肤接触得到改善,例如新生儿呼吸窘迫综合征、新生儿低血糖、新生儿黄疸等。皮肤接触有助于稳定呼吸和心率,提高血糖水平,促进胆红素代谢和排泄。

需要注意的是,皮肤接触在一些特殊情况下可能需要谨慎进行,例如新生儿需要特殊医疗护理、存在传染性疾病、有严重的先天疾病等。在这些情况下,需要根据具体情况进行判断和决策,由医疗专业人员进行指导和监护。

总的来说,新生儿皮肤接触对于大多数新生儿来说是安全和有效的,可以为他们的发展和健康提供许多益处,但具体的适应证还应根据个体情况进行评估和决策。

四、皮肤接触的时机

根据皮肤接触开始的时间点,分为即刻皮肤接触和早期皮肤接触两大类,新生儿出生后10分钟内开始的皮肤接触被称为即刻皮肤接触,新生儿出生后10分钟至24小时内开始的皮肤接触则被称为早期皮肤接触。WHO和美国儿科学会建议不论何种分娩方式,所有母亲和新生儿应在出生后立即进行皮肤接触,除非有医学指征要求推迟或不采取皮肤接触。新生儿出生后母婴皮肤接触开始的时间不同,对其母乳喂养的结局影响也不同。生后即刻母婴皮肤接触的时间超过50分钟,新生儿的母乳喂养成功率会增加8倍。剖宫产母亲娩出婴儿后需继续进行子宫、伤口缝合,加上手术台空间有限、人手不足、手术时间紧张、麻醉师或手术医生的不支持等因素,都阻碍了术中实施母婴皮肤接触,导致错过进行皮肤接触的最佳时机,但剖宫产术中即刻母婴皮肤接触有利于泌乳启动和改善新生儿首次哺乳行为,因此剖宫产术即刻SSC的流程有待改善和实践。

五、皮肤接触对母乳喂养的意义

早期皮肤接触能够从首次喂养的时机、婴儿的含接姿势和吸吮情况等方面提升首次母乳喂养效果。这可能与以下因素有关:①保持皮肤接触的姿势能够及时帮助新生儿含接并开始首次母乳喂养;②母亲的体温和气味通过刺激新生儿的触觉和嗅觉,加强其觅食反射;③早期皮肤接触可以增进母婴情感交流,促进产妇泌乳的同时帮助新生儿强化吸吮能力；④早期接触和早吸吮能持续刺激产妇分泌催乳素，促使垂体后叶释放催产素和垂体后叶激素，尽早建立泌乳。

六、皮肤接触的持续时间

新生儿持续皮肤接触的最佳时长尚未明确，国内外在皮肤接触时间上尚未统一。世界卫生组织（WHO）在《袋鼠式护理实践指南》中，建议新生儿与母亲的皮肤接触应持续至少1小时。这是为了确保新生儿能够得到足够的温暖和母乳喂养的机会，同时促进亲子关系的建立。美国儿科学会（AAP）的指南推荐新生儿与母亲的皮肤接触持续至少1小时，并建议在此期间进行初次哺乳。此外，AAP还强调，新生儿与母亲的皮肤接触应尽可能持续，以促进情感联系和母乳喂养的成功。其他一些研究和指南提出了更长时间的皮肤接触。例如，有研究建议新生儿与母亲的皮肤接触持续至少2小时，以获得更多的益处。此外，一些指南还强调，新生儿与母亲的皮肤接触应尽可能持续到第一次完整的哺乳结束，以确保充分的母乳喂养。需要注意的是，以上观点仅代表部分研究和指南的观点，实际的持续时间可能因个体差异、特定情况和实施环境的不同而有所变化。因此，在实际实施中，家庭和医疗团队应根据具体情况和需求，综合考虑并确定适当的皮肤接触持续时间。

七、皮肤接触的流程及注意事项

1. 评估　在实施皮肤接触之前，护理人员首先需要评估母婴的健康状况。这包括母亲的产后身体恢复情况、任何并发症或手术的影响以及新生儿的生命体征和健康状况。特别关注母亲是否有传染病、手术伤口情况，以及新生儿是否需要特别护理。

2. 环境准备　确保环境温暖,室温宜人(通常保持在 24~26℃),避免寒冷和过热。提供一个安静、私密和舒适的环境,鼓励母婴之间的放松和亲密接触。

3. 介绍皮肤接触　护理人员向母亲介绍皮肤接触的益处,包括增进亲子关系、促进母乳喂养、帮助新生儿在早期适应外界环境等。同时,解释皮肤接触的过程、注意事项和安全性,以减轻母亲的紧张情绪。

4. 协助母亲实施　护理人员协助母亲将新生儿放置在胸前。根据母亲的体位和舒适度,协助调整新生儿的姿势,确保直接皮肤接触。

5. 监测新生儿状况　在皮肤接触过程中,护理人员持续监测新生儿的生理指标,包括呼吸、体温和心率等,确保他们处于安全和舒适的状态。

6. 促进亲子互动　鼓励母婴之间的眼神接触、亲吻和亲子互动,促进亲子关系的建立。

7. 支持母婴之间的互动　在皮肤接触的过程中,护理人员要鼓励母婴之间的互动,并提供必要的支持和指导,以确保亲子关系的建立和母婴的情感安全感。

皮肤接触是一项重要的护理实践,有助于促进早期亲子关系的建立,增强母乳喂养的成功性,并提高新生儿的整体健康水平。护理人员需要根据母婴的具体情况,细心实施皮肤接触,并提供支持和指导,以促进母婴双方的身体和情感健康。

第二节　母乳喂养技术

母乳喂养技术是指母亲通过正确的姿势和方法,将乳汁喂给婴儿。母乳喂养技术包括正确的吸吮姿势,如何保持母亲的营养和健康,以及在需要的时候进行正确的哺乳。母乳喂养技术有助于婴儿获得充分的营养,增强免疫力,促进母婴情感交流,对婴儿身心健康发育都有很大的好处。

一、母乳喂养技术

母乳是婴儿获取营养物质及免疫成分最理想、最直接的途径。有效的喂养姿势能为婴儿提供最佳的喂养条件,当母乳喂养出现问题,改善哺乳姿势和含乳姿势是第一步,通过调整哺乳姿势和含乳姿势能解决绝大多数的喂养问题,舒适的哺乳姿势和含乳姿势,能延长哺乳的持续时间。

常用的母乳喂养姿势有四种:分别是摇篮式、橄榄球式(环抱式)、交叉式、侧卧式。母乳喂养过程中可以遵循一些原则,做到"妈妈喂得舒服,宝宝吃得舒服"。

(一)母乳喂养姿势的原则

母乳喂养姿势的原则是为了确保母乳喂养的有效性和母婴的舒适性。

1. 舒适　哺乳过程一般需要持续 20~30 分钟甚至更长时间,需要选择一个舒适的地方,如床、沙发或椅子,哺乳过程中借助辅助工具,例如枕头、靠垫,让婴儿的身体和母亲的身体、手臂都得到有力的支持,保证在开始与持续哺乳期间,母婴双方身体都要处于放松且安全的状态。以坐位为例:建议母亲坐在一个有 90° 角靠背的座椅,后背放置松软的靠垫,手肘下和怀中都垫一个可以作为支撑的垫子或者枕头,哺乳同侧脚下垫一脚凳,让婴儿的身体和母亲的身体、手臂都得到有力的支持,有助于母亲和婴儿放松全身的肌肉。

2. 有效　婴儿身体贴近母亲,保持婴儿头与其躯体呈一直线(耳朵、肩膀、髋部呈一直线)。婴儿的脸面向母亲乳房,鼻尖对母亲乳头,母亲乳头轻轻触及婴儿上唇或鼻尖,诱发觅食反射,婴儿头从下往上主动微微仰头含住乳头,下颌贴乳房,上下嘴唇外翻,舌呈勺状环绕乳房,面颊鼓起呈圆形,含接时可见到上方的乳晕比下方多,有慢而深的吸吮,能看到吞咽动作甚至能听到吞咽声音,喂养过程母亲不感到乳头疼痛。

虽然哺乳是一种本能,但很多妈妈其实是没有掌握正确的哺乳技巧,在哺乳期深受乳房胀痛、奶水少、乳腺不通、乳腺炎等问题困扰,无法实现纯母乳喂养,专业的母乳喂养体位指导,能帮助母亲和宝宝享受舒服和放松的母乳喂养过程。

（二）含乳不良对母婴的影响

1. 对母亲的影响

（1）乳房健康问题:含乳不良会导致发生乳房肿胀、乳汁淤积、乳腺管堵塞和乳腺炎的风险增加。疼痛会抑制母亲的排乳反射,使乳汁更难释放出来,导致乳汁分泌量减少。

（2）乳头损伤:含乳不良会使乳头极易破损、皲裂,也可能出现小白点、小白泡、雷诺氏现象等症状。开放性的乳头伤口容易感染,增加乳头溃疡和乳腺炎的风险。

（3）额外工作和不便:一些母亲不得不通过手挤奶或使用吸奶器来挤出乳汁喂养孩子,这给母亲带来了额外的辛苦和不便。

（4）母乳喂养终止:如果含乳不良一直无法改善,母亲可能会提前结束母乳喂养。这不仅给母亲带来身体上的痛苦,还可能对心理健康产生负面影响。

需要注意的是,每个母亲的情况都是独特的,对含乳不良的反应和影响可能会有所不同。根据个体情况制订合适的处理和治疗方案是至关重要的。同时,提供支持和理解也对母亲在克服含乳不良问题上起到积极的作用。

2. 对婴儿的影响

（1）摄入不足：婴儿无法获得足够的乳汁,可能导致婴儿吃不饱而频繁哭闹。婴儿可能需要更频繁地进食,每次吃奶时间较长,会加剧母亲乳头的疼痛。

（2）营养不足：由于母乳喂养受限,婴儿主要吃到前奶（乳头最初分泌的乳汁）而无法获得足够的后奶（乳房深层乳汁）。这会导致婴儿摄入的脂肪含量较低,并且整体乳汁量不足,可能导致婴儿体重增长不良,甚至体重减少。

（3）排便和排尿问题：婴儿排尿和排便量较少,这可能导致摄入不足型黄疸在婴儿出生后的前几周更容易出现。

（4）需要额外补充配方奶：在缺乏其他有效干预措施的情况下,母亲可能不得不给婴儿补充配方奶来满足其营养需求。这往往意味着母乳哺育的终止。

对于婴儿而言,含乳不良可能会影响其正常生长发育以及与母亲的亲子联系和喂养互动。因此,及早发现并处理含乳不良问题对婴儿的健康和发展至关重要。医疗专业人员应该提供适当的支持和指导,以确保婴儿获得充足的营养和满足其生理需求。

（三）不同哺乳喂养体位的技巧

1. 摇篮式 是最常见的哺乳体位,适用于整个哺乳期。

（1）宝宝的头枕在妈妈的肘窝。

（2）另一只手扶住宝宝或托住乳房的底部。

（3）妈妈的前臂托住宝宝的脊椎,手掌部托住宝宝的臀部。

2. 侧卧式 适合剖宫产、不方便坐姿喂奶、夜间喂奶的妈妈,这个姿势比较受欢迎,因为这个姿势喂奶,可以让妈妈更轻松地休息。

（1）不能将婴儿枕在手臂上。

（2）下侧手臂放在枕头旁边,另一只手轻轻搭在婴儿的臀部。

（3）婴儿腰背部需要有支撑,可以用毛巾卷成圆柱形放在婴儿肩以下部位,让婴儿的身体不容易晃动,但头部有自由活动的空间。

3. 交叉摇篮式 适合于剖宫产后哺乳或乳房比较丰满的母亲哺乳,有含乳困难的宝宝或双胞胎哺乳。

（1）妈妈将宝宝放在胳膊下。

（2）婴儿身下可以放置柔软的枕头。

（3）用乳房同侧的手将宝宝的枕颈肩部托住。

4. 橄榄球式 适合于剖宫产后伤口正在恢复的妈妈(可以避免宝宝压住手术缝线),乳房大或乳头平的女性,或同时要哺育两个宝宝的双胞胎妈妈。

（1）将宝宝夹在母亲的胳膊下,手环抱宝宝并托住头颈。

（2）婴儿面对乳房,鼻子和母亲乳头齐平。

（3）婴儿身下可以放置柔软的枕头。

5. 半躺式(生物养育法) 适合乳头疼痛、奶阵强烈、流速过快的母亲,或婴儿首次吃奶时使用该方法。

（1）以半斜卧的姿势躺下,确保母亲的头和肩膀得到支撑。

（2）宝宝脸面对乳房,趴在母亲的肚子上,婴儿的手臂抱着母亲的胸部。

（3）重力会使婴儿保持在理想的位置,并将有助于含乳含得更深。

常用母乳喂养体位优缺点比较见表 4-2-1。

表 4-2-1 常见母乳喂养体位优缺点比较

姿势	优点	缺点
摇篮式	最常用,适用于整个哺乳期	婴儿头部在母亲臂弯里晃动,母亲未能很好地控制婴儿头部
侧卧式	减轻疲劳,与坐位相比,能让母亲更完全的休息和放松	母亲们可能担心这个姿势会令婴儿窒息,母亲不容易看到婴儿是否含接好乳头
交叉摇篮式	能很好控制婴儿的头部,和橄榄球式一样,引导婴儿的头更靠近乳头,含乳更深	有些母亲觉得这种姿势不舒服
橄榄球式	能控制婴儿头部,较适用于头部控制较差的婴儿,可避开剖宫产手术切口位置,且能够看到婴儿口部的最佳姿势	需指导母亲如何把婴儿放在合适的位置,使婴儿头部能向后仰伸,婴儿下颌和母亲胸部之间留出空隙
半躺式	在哺乳的同时,母亲身体也能得到休息,能激发宝宝的原始反射,使其自主寻乳	母亲们可能担心这个姿势会捂住婴儿口鼻,需避开伤口,婴儿的脚部需用手、枕头或靠垫支撑

(四)正确含乳的表现

1. 下颌紧贴着乳房 婴儿的下颌应该紧贴乳房,确保乳头完全进入婴儿的口腔。

2. 嘴巴张得很大,上下嘴唇都外翻 婴儿的嘴巴应该张开很大,上下嘴唇都外翻,没有卷进去。这样可以确保婴儿能够充分覆盖乳晕,并形成一个紧密的密封条件。

3. 宝宝的舌头呈勺状环绕乳晕 婴儿的舌头应该呈勺状环绕乳晕,协助吸吮乳汁。这样可以帮助婴儿有效地吸吮乳汁,并避免乳汁流失。

4. 面颊鼓起呈圆形 婴儿的面颊应该鼓起呈圆形,表示婴儿正在有效地吸吮。这是婴儿吸吮乳汁的一个重要指标。

5. 嘴唇上方可见更多的乳晕 婴儿吸吮时,口腔上方应该可见更多的乳晕。这意味着婴儿能够吸取足够的乳汁,并确保满足其营养需求。

6. 婴儿吸吮应该是慢而深的 婴儿吸吮应该是慢而深的,这有助于获得更多的乳汁。快速的浅吸吮可能无法获得足够的乳汁。

7. 吸吮应该是稳定的 您可以听到婴儿的吞咽声,婴儿吸吮应该是稳定的,并伴随着明显的吞咽声。这表明婴儿能够有效地吸吮乳汁,并将其咽下。

以上这些特征可以帮助判断婴儿是否采取了正确的含乳姿势。

(五)影响到含乳的因素

1. 婴儿的姿势和位置 婴儿采取正确的姿势和位置对于成功的含乳非常重要。如果婴儿的下颌没有紧贴乳房,嘴巴没有张开很大,或者上下嘴唇没有外翻,这可能会导致乳汁泄漏或宝宝无法有效吸吮乳汁。

2. 母乳供应 母乳供应的充足性对于成功的含乳至关重要。如果母亲的乳房没有产生足够的乳汁,或者乳汁供应不够满足宝宝的需求,宝宝可能无法获得足够的营养。

3. 乳房问题 乳房问题可能会影响到含乳过程。乳头疼痛、乳房堵塞、乳腺炎等问题可能会导致宝宝不愿意或无法正确吸吮乳汁。

4. 母婴情绪和压力 母亲的情绪和压力也会影响到含乳。焦虑、紧张、疲劳等情绪状态可能会影响到母乳分泌和含乳过程。同时,宝宝也能感受到母亲的情绪,可能对含乳产生影响。

5. 婴儿健康问题 一些婴儿健康问题可能会影响到含乳能力。例如,舌系带过短、口腔结构异常等问题可能会使宝宝吸吮乳汁困难或效果不佳。

6. 医疗干预 某些医疗干预可能会对含乳产生影响。早产、剖宫产、使用奶瓶或奶嘴等干预措施可能会导致乳头混淆、乳房乳汁供应不稳定等问题。

需要注意的是,每个母婴对于含乳的需求和情况可能有所不同。如果遇到含乳困难或问题,经评估需要医疗介入时,建议寻求儿科医生或妇产科医生的支持和指导,以制订具体的解决方案。

(六)泌乳支持人员现场调整含乳的技巧

1. 观察宝宝的姿势和位置 泌乳支持人员可以仔细观察宝宝的含乳姿势和位置。如果发现宝宝的下颌没有紧贴乳房,嘴巴没有张开很大,或者上下嘴唇没有外翻,可以指导母亲重新调整宝宝的姿势,确保宝宝采取正确的含乳姿势。

2. 指导母亲调整乳房位置 泌乳支持人员可以指导母亲调整乳房的位置,确保乳头和乳晕完全进入宝宝的口腔。母亲可以尝试使用手指轻轻推动乳房,让宝宝能够更好地含乳。

3. 提供乳头保护和调整 如果母亲经历乳头疼痛或其他乳房问题,泌乳支持人员可以提供乳头保护装置,如乳头盖、乳头减压器等,以减轻不适感。同时,他们也可以指导母亲调整宝宝的含乳姿势,以减少对乳头的压力。

4. 鼓励母亲尝试不同的含乳位置　有时候，宝宝可能在不同的含乳位置更容易吸吮乳汁。泌乳支持人员可以鼓励母亲尝试不同的含乳位置，如侧卧喂养、趴睡喂养等，以找到最适合自己和宝宝的含乳方式。

5. 提供心理支持和鼓励　泌乳支持人员可以提供母亲在宝宝含乳过程中的心理支持和鼓励。含乳可能需要一些时间和练习，母亲有时候会有困难或挫折感。泌乳支持人员可以倾听母亲的经历、提供情感支持，并鼓励母亲坚持下去。

需要注意的是，现场调整含乳的目标是确保母亲和宝宝能够建立良好的含乳关系，促进成功的母乳喂养体验。所以泌乳支持人员应该根据具体情况进行个性化的调整和指导。

二、奶瓶喂养技术

婴儿的吸吮是刺激泌乳最好的方法，吸吮得越频繁，母亲泌乳量越多。当母亲或婴儿因身体原因无法实现母乳亲喂，奶瓶喂养婴儿也是个不错的选择，瓶喂的原则：尽可能模拟亲喂，让瓶喂像亲喂的体验一样。

（一）正确瓶喂的技巧

1. 喂养前准备　喂养者应保持心情愉悦，营造安静的氛围，选择舒适的喂养环境，确保在喂养过程中不受干扰。注意尽量选择在相同地点进行喂养，熟悉的环境会让婴幼儿感受到安全感，利于喂养的顺利进行。

2. 喂养时机　婴儿出现想进食的早期征象，是喂养的好时机。包括咂嘴巴、舔舌头、转动头部、蹭喂养人的胸部，可开始进行喂养。要实现这个操作需要把控一个细节，那就是在宝宝刚开始表现出饥饿但情绪还比较稳定的时候就给宝宝喂食，此时，宝宝吃的意愿会更强，吸吮的效率也是最好的时候。

3. 奶嘴的选择 选择一个和母亲乳房接近的奶嘴,建议使用宽口径奶瓶,奶嘴大小、形状和母亲的比较接近。奶嘴的型号可以根据宝宝年龄和适应情况选择,如果孔太大,流速过快,宝宝很容易呛奶。如果孔太小,宝宝很容易吞下大量的空气。如果有乳汁从宝宝嘴角流出来、来不及吞咽或容易呛奶,则可能表明孔太大,可以更换小一号的奶嘴;宝宝在吸吮时十分费力或停止吸吮,则可能是孔太小,可以更换大一号的奶嘴。硅胶、乳胶奶嘴的对比见表 4-2-2。

4. 体位 瓶喂宝宝时,用臂弯支撑婴儿的头部,婴儿的上半身需要尽可能地坐直,切忌平躺,方便喂养者与婴幼儿有充分的交流和目光接触,方便观察婴幼儿发出的饥饱信号,及时给予回应和情感支持。

5. 握瓶 要让宝宝的面颊和奶瓶水平角度在 30°~45°之间,奶瓶的排气孔朝上对准婴儿的鼻子,保持奶液刚好充满奶嘴最前端球部即可,这样奶瓶可以以接近水平的状态哺喂,能有效降低奶流速,使奶瓶的流速尽量接近乳房乳汁的流速。奶瓶除了上下角度要适当之外,瓶身也不要向右或向左偏移,应该居中。

6. 衔乳 在哺喂时,避免速度很快地直接将奶嘴塞到宝宝口中,应先用奶嘴触碰宝宝的嘴唇,诱发觅食反射,等婴儿主动张大嘴巴、舌头出现动作时,再将奶嘴放入口中,模拟亲喂时,等嘴巴张大时再协助含上奶嘴。这时婴儿上下嘴唇外翻,含住比较多的奶嘴部分。

7. 喂养节奏和频率 在哺乳和吸乳时,喷乳反射一般分别发生在 60 秒和 90 秒内,两侧乳房同时发生。喷乳反射是短暂的,一般持续 45 秒至 3.5 分钟,在哺乳或吸乳过程中

表 4-2-2 硅胶、乳胶奶嘴对比

材质	颜色	味道	质地	使用寿命	变形	价格	可否高温消毒	缺点
硅胶	无色透明	无异味	紧实	3个月左右	不易变形	稍贵	耐热性好，不产生有毒物质	弹性稍差，一旦表面有破损，也容易撕裂，部分宝宝可能会不接受这种硬度
乳胶	黄色	橡胶味	柔软，像妈妈乳头质感	2~3周	易变形	便宜	不能消毒，产生有毒物质	含硫量易超标，较易老化，可能会引起乳胶过敏

可以测到多次喷乳反射。因此,亲喂的节奏应该是喂—停—喂—停,吃几分钟,将奶瓶角度向下,保持奶嘴仍然在婴儿口中,这时奶嘴前端向硬腭方向轻压,乳汁不能流出,保持10~20 秒再把奶瓶放至水平。目的是让瓶喂尽量与亲喂时的喷乳反射的间隔一致,为成功转亲喂奠定基础。

(二)瓶喂的注意事项

1. 要密切关注宝宝摄入量及反应 如出现扭头、挥手拒奶、停止吸吮、打嗝、入睡等停止喂养;出现吐奶、呛咳、面色发绀、呼吸改变等反应时立即停止喂养,根据情况积极采取相应的急救处理措施。

2. 轮流使用左右手抱宝宝瓶喂 亲喂的宝宝能吃两边的乳房,因此瓶喂时,也要让宝宝习惯在不同方向进食。

3. 打嗝 在喂奶后,应该让宝宝打嗝,以减少宝宝因吞食空气而引起的不适。

第三节 母乳喂养工具

当母亲在母乳喂养过程中出现不舒服,或婴儿存在含接困难、体重增长不理想,或者母亲因为个人生活及工作原因,需要采取一些干预措施来帮助母亲继续母乳喂养时,通常可以采用一些母乳喂养技巧,如改善哺乳含接姿势,调整母乳喂养的频率及每次哺乳的时间等,帮助母亲解决遇到的困难,但有时候也需要使用额外的辅助工具。

常见的母乳喂养辅助工具,根据其功能可以分为 3 类:泌乳维持工具、辅助喂养工具及乳房护理工具。泌乳维持工具主要用于母婴分离或婴儿不能有效吸吮含接时,替代婴儿吸出乳汁及刺激乳腺,帮助母亲维持乳汁分泌,通常使用的工具为吸奶器。当直接哺乳无法实现或哺乳状况不理想时,应采用不会干扰后续哺乳的临床干预和替代方法,这些有利于后续转为直接哺乳的辅助喂养工具主要包括乳盾和特需喂养工具。乳房护理工具主要用于母亲乳头异常、乳头疼痛损伤时,常用的工具有乳房护罩胶敷料、羊脂膏等。

一、泌乳维持工具

(一)吸奶器

在母亲返回职场、乳汁不足、生病,或婴儿生病住院,母婴分离时,吸奶器是维持泌乳的重要工具。在吸乳过程中,乳头及部分乳晕在喇叭罩管道里来回抽吸,吸入器吸力、尺寸、使用时间等不正确,该区域出现水肿,疼痛、皲裂等问题,就容易造成恶性循环。如何正确使用吸奶器就显得尤为重要。

1. 定义　吸奶器是一种用于抽取乳汁的设备,通常由一个或多个吸附杯或吸管、一个抽吸装置和一个容器组成。吸奶器的主要功能是帮助母亲在需要时抽取乳汁,以便供婴儿喂养或进行乳汁储存。它可以是手动操作的,需要母亲用手动地操作抽吸装置产生负压,从而将乳汁抽出并收集到容器中,也可以是电动操作的,通过电动驱动的抽吸装置,更方便和快速地抽取乳汁。

2. 吸奶器的作用

(1)促进乳汁供应:吸奶器可以刺激乳腺,增加乳汁的产量。通过定期使用吸奶器,可以提高乳汁供应的量和质量,帮助母亲满足婴儿的需求。

(2)增加乳汁储存:吸奶器可以帮助母亲将多余的乳汁收集和储存起来,以备婴儿需要时使用。这对于那些需要离开婴儿一段时间或需要增加乳汁储备的母亲来说特别有用。

（3）解决乳房问题：吸奶器可以帮助缓解乳房问题，如乳房胀痛、乳腺堵塞或乳头疼痛。通过使用吸奶器，可以将乳汁排出，减轻不适并促进乳房的健康。

（4）支持母乳喂养计划：吸奶器可以为母亲提供更大的灵活性和方便性，使她们更容易维持母乳喂养计划。无论是工作、旅行还是其他原因，母亲可以使用吸奶器抽取乳汁，并在需要时喂养婴儿。

（5）促进父亲或其他照顾者的参与：通过使用吸奶器，父亲或其他照顾者可以参与母乳喂养过程。他们可以使用吸奶器抽取乳汁并喂养婴儿，从而建立更紧密的联系和亲子关系。

（6）减轻母亲的压力和疲劳：吸奶器可以减轻母亲的压力和疲劳，特别是在需要频繁喂养或乳汁供应不足时。通过使用吸奶器，母亲可以自由安排喂养时间，给自己更多的休息和恢复的机会。

（二）使用指征

（1）婴儿吸吮困难：有些婴儿可能因为早产、口腔结构问题或其他健康状况而无法有效地吸吮乳汁。在这种情况下，使用吸奶器可以辅助婴儿获取足够的乳汁。

（2）母亲乳腺问题：有些母亲可能面临乳房堵塞、乳腺炎或其他乳腺问题，导致乳汁排出困难。使用吸奶器可以帮助排出多余的乳汁，减轻不适和促进乳汁流动。

（3）喂养计量和储存：吸奶器可用于测量母乳喂养的数量，以确保婴儿摄入足够的乳汁。此外，吸奶器还可以用于存储乳汁，以备婴儿需要时使用。

（4）增加乳汁供应：有些母亲可能面临乳汁供应不足的问题，使用吸奶器可以帮助刺激乳腺，增加乳汁产量。

（5）方便的喂养时机：使用吸奶器可以将乳汁抽取出来，

储存在容器中,方便父母或其他照顾者在需要时进行喂养。

（6）母亲需要离开婴儿一段时间:当母亲需要离开家或工作时,使用吸奶器可以帮助母亲收集乳汁,在婴儿需要时进行喂养。

（三）吸奶器的分类

吸奶器的选择根据功能和使用方法及使用人群,可大致分为以下几种:

（1）手动吸奶器:手动吸奶器需要母亲手动操作抽吸装置,产生负压,将乳汁抽出并收集到容器中。手动吸奶器适用于那些偶尔需要抽取乳汁的母亲,或者对乳汁供应不多的母亲。

（2）电动吸奶器:电动吸奶器通过电动驱动的抽吸装置,提供更方便和快速的乳汁抽取过程。它们可以自动产生负压,以帮助母亲将乳汁抽出。电动吸奶器适用于那些需要频繁抽取乳汁的母亲,或者对手动操作费力的母亲。

（3）双边吸奶器:双边吸奶器可以同时抽取两侧乳房的乳汁,节省时间并提高效率。它们通常具有两个吸附杯、两个抽吸装置和两个容器。双边吸奶器适用于那些希望同时抽奶或者乳汁产量较高的母亲。

（4）手持便携式吸奶器:手持便携式吸奶器设计紧凑,便于携带和使用。它们适用于那些需要在外出或旅行时方便地抽取乳汁的母亲。

（5）医用级吸奶器:医用级吸奶器是专业级别的吸奶器,通常用于医院、诊所或临床环境中。它们具有更高的功率、更精确的控制力和更高的卫生标准,适用于需要更严格管理的特殊情况,例如早产婴儿或需要特殊护理的婴儿。

需要注意的是,每个人的需求和偏好不同,选择适合自己的吸奶器类型是个人决定。在选择吸奶器之前,最好咨询医生、泌乳顾问或乳腺专家,以了解自己的具体需求,并获得适当的建议和指导。

（四）选择合适的喇叭罩尺寸

（1）测量乳头直径:使用一把尺子或测量工具,测量乳头最粗处的直径,遵循"+4mm"原则。举个例子:乳头最宽处直径为 20mm+4mm=24mm,那就选择直径 24mm 的。

（2）品牌建议:各个吸奶器品牌可能会有自己的尺寸指南和建议。查阅吸奶器品牌的指南或说明书,了解尺寸选项和建议,并根据乳头直径找到相应的喇叭罩尺寸。

（3）注意乳房形状:除了乳头直径,乳房形状也是选择喇叭罩尺寸的重要因素。有些人可能乳房较圆,而另一些人乳房较扁平或倾斜。选择适合自己乳房形状的喇叭罩尺寸可以确保更好的贴合和舒适度。

（4）试用多个尺寸:如果有机会,在购买之前,尽量试用不同尺寸的喇叭罩,看看哪种尺寸更适合您的乳房形状和乳头直径。确保喇叭罩贴合乳房,但不过紧或过松。

（5）个人感受:最重要的是,选择一个您感到舒适的喇叭罩尺寸。如果您感到疼痛、不适或乳汁无法顺畅流出,这可能意味着喇叭罩尺寸不合适。尝试调整尺寸,直到找到最适合的喇叭罩。

（五）吸奶器使用流程

（1）准备工作:在使用吸奶器之前,请先洗净双手,并确保吸奶器及其部件是干净的。

（2）组装吸奶器:根据吸奶器的说明书,将吸附杯或吸管正确安装在抽吸装置上,并连接到容器。

（3）确定正确的位置和方向:将乳头处于吸奶器喇叭口

正中间位置,不摩擦乳头,保持喇叭口密闭性,轻轻固定至乳房上,以免力气过大压住乳腺管,影响乳汁流出。

（4）启动吸奶器:根据吸奶器的类型和操作方式,启动抽吸装置。对于手动吸奶器,使用手控制抽吸装置;对于电动吸奶器,按下启动按钮或开关。

（5）调节吸力:选择吸奶模式(先刺激、后吸乳),根据个人的需求和舒适度,调节吸奶器的压力。开始时,可以选择较低的压力,然后逐渐增加压力,感觉稍有不适时,再减低一挡,这时的压力为"最大舒适负压",是最为舒适和高效的。

（6）观察乳汁流动:观察乳汁是否开始流出,并确保在正确收集乳汁。如果乳汁流动不畅或有其他不适,可以尝试调整喇叭罩的位置或负压。

（7）标记、储存乳汁:在用吸奶器吸出奶水之后,可将奶水倒入干净的奶瓶当中给婴儿喂奶,也可以将吸好的母乳放入母乳储存袋放置冰箱储存。

（8）清洁和消毒:使用后,请将吸奶器的部件拆解,并进行清洁和消毒,以确保下次使用时的卫生和安全。

（9）注意事项

1）选择适合的吸奶器:根据患者的需求和偏好,选择适合的吸奶器类型和喇叭罩尺寸。确保喇叭罩适合乳房尺寸,并且吸奶器的功能和特性符合需求。

2）保持良好的卫生:在使用吸奶器之前,确保双手和吸奶器的部件是干净的。在每次使用前后,务必清洁和消毒吸奶器的部件,以免细菌滋生和传播。

3）适当的吸力和时间:开始时,使用较低的吸力,然后逐渐增加吸力,直到达到舒适的水平。同时注意不要过度使用吸奶器,以免刺激乳腺过度或导致不适。遵循医生或乳房顾问的建议,控制吸奶器的使用时间和频率。

4)正确的位置和方向:将吸附杯或吸管放在乳房上时,确保其完全覆盖乳头和乳晕。确保吸附杯或吸管贴合乳房,以确保乳汁能够顺畅地流出。

5)不要过度拉扯乳头:在使用吸奶器时,避免过度拉扯乳头,以免引起不适或伤害乳房组织。如果感到疼痛或不适,应立即停止使用吸奶器并咨询医生或乳房顾问。

6)注意乳汁的储存和使用:如果使用吸奶器来储存乳汁,请确保容器和储存方式符合卫生要求。遵循正确的储存和使用指南,以确保乳汁的质量和安全性。

吸奶器只是一个辅助工具,不能替代与宝宝直接哺乳的亲密接触和皮肤接触。在使用吸奶器之前,尽可能在乳房和乳头健康的情况下尝试指导直接哺乳,这对于建立宝宝和母亲之间亲密的母乳喂养关系非常重要。

二、乳盾(又称乳头保护罩)

小王是位初产妈妈,自从青春期开始,她就觉得自己的乳头似乎有点短,婴儿出生后她发现宝宝含不上乳房。通过其他孕妈妈的推荐,小王在"神器"——乳盾的帮助下自觉宝宝含接乳房顺利,但在出院第二天回来母乳喂养门诊求助。原来,小王出院当天乳房已经出现胀痛,但她没有重视,当天晚上体温开始升高至 38.5℃。门诊护士查体发现小王不仅双乳胀硬得像石头,乳头乳晕也出现了皲裂破损,乳盾是帮助婴儿顺利喝到母乳的,为什么会引起堵奶发热呢?下面我们一起来探讨如何正确使用乳盾。

(一)定义

乳盾又叫乳头保护罩,是一种乳头护理器具,通常由柔软的硅胶或橡胶材料制成,外形类似于乳头,具有特殊的设计,用于帮助乳头条件不好的母亲实现母乳喂养。乳盾可以具有保护乳头和辅助吸吮的作用,促进乳头条件不好的母亲顺利进行母乳喂养。

(二)作用

1. 乳头保护　乳盾可以用来保护敏感或破损的乳头。有时新手妈妈可能会经历乳头疼痛或皲裂,乳盾可以提供额外的保护层,减轻疼痛感,让母亲能够继续母乳喂养。

2. 乳房形状调整　乳盾可以帮助调整乳房形状,使乳头更容易被宝宝含接住。一些乳房形状不规则的母亲可能会发现乳盾有助于宝宝吸吮,并使乳头嘴巴配合更好。

3. 乳房溢乳处理　在乳汁过多或宝宝吸吮不够充分时,乳盾可以用来处理乳房溢乳问题。乳盾可以收集滴下来的乳汁,避免浪费,并为母亲提供方便,减少不适。

4. 引导宝宝吸吮　乳盾可以在开始母乳喂养时起到引导宝宝吸吮的作用。有的宝宝可能需要一些帮助和引导来正确含接乳头,乳盾可以提供额外的帮助和指引。

5. 增加乳汁供应　使用乳盾可以刺激乳腺,增加乳汁的产量。通过使用乳盾进行乳汁抽取,可以帮助提高乳汁供应,满足宝宝的需求。

(三)适用人群

母亲或婴儿在以下情况下可能需要使用乳盾来进行母乳喂养。

1. 乳头条件不良　某些母亲可能存在乳头平、内陷、过长或裂伤等问题,这些情况会影响乳头与婴儿有效接触和吸吮乳汁。使用乳盾可以帮助改善乳头的形状和位置,提供更好的接触面积和吸吮条件。

2. 乳头疼痛或敏感　有些母亲在哺乳过程中可能会经历乳头疼痛、敏感或瘙痒不适感等问题。乳盾可以保护乳头,减轻刺激和摩擦,缓解乳头的不适。

3. 婴儿吸吮困难　有时候,婴儿可能因为口唇不合适或吸吮力量不够,导致无法有效吸取乳汁。在这种情况下,乳盾可以提供额外的支持和辅助,使婴儿能够更好地吸吮乳汁。

4. 围产期问题　在一些围产期问题中,如早产儿或出生时体重较轻的婴儿,可能需要额外的帮助和支持来进行母乳喂养。乳盾可以提供乳头的保护和辅助吸吮,帮助这些婴儿更好地获取乳汁。

（四）分类

1. 根据形状分类

（1）圆形乳盾:圆形乳盾是最常见的乳盾形状,其外形类似于一个圆盘。圆形乳盾适合大部分乳头形状和大小,可以保护乳头和辅助吸吮。

（2）花瓣型乳盾:花瓣型乳盾有多个花瓣状的凸起,可以更好地模拟乳头的形状。花瓣型乳盾通常适用于乳头平或内陷的情况,可以帮助乳头凸出,增大接触面积。

（3）扁平型乳盾:扁平型乳盾在外形上较为薄和扁平,适用于乳头过长或容易受损的情况。扁平型乳盾可以缩短乳头的长度,并提供额外的保护。

2. 根据材质分类

（1）硅胶乳盾

优点:①软硬适中,硅胶乳盾具有柔软的质地,能够提供舒适的感觉,并适应不同母亲的乳房形状;②耐用性好,硅胶乳盾具有较强的耐用性和耐久性,可以经受长时间的使用和清洁;③安全无毒,硅胶乳盾通常采用安全无毒的材料制成,不含对人体健康有害的物质,安全性较高;④易于清洁,硅胶乳盾相对容易清洁和消毒,可以用温水和肥皂清洗,或者通过沸水煮沸进行消毒。

缺点:①相对高价,与橡胶乳盾相比,硅胶乳盾通常价格较高;②可能有过敏反应,个别人可能对硅胶材质过敏,使用硅胶乳盾时可能引起不适或过敏反应。

（2）橡胶乳盾

优点:①柔软舒适,橡胶乳盾具有柔软的质地,能够提供舒适的感觉,并适应不同母亲的乳房形状;②耐用性好,橡胶乳盾通常较耐用,可以经受长时间的使用和清洁;③良好的贴合性,橡胶乳盾可以较好地贴合乳头,提供稳定且紧密的接触,有助于乳汁的流出,方便婴儿吸吮;④相对经济:橡胶乳盾通常价格相对较低,相对经济实惠。

缺点:①橡胶气味,橡胶乳盾可能具有一些特殊的气味,敏感的婴儿或母亲可能会产生不适感;②不适合乳胀或高温环境,橡胶乳盾对于乳胀较严重的母亲来说可能不太适用,因为橡胶的弹性不如硅胶,无法很好地适应乳房的变化,此外,橡胶可能对高温敏感,不适合暴露在高温环境中。

（五）尺寸的选择

1. 测量乳头直径　使用尺子或测量工具测量乳头的直径。乳盾的直径应该略大于乳头的直径,以确保乳盾能够贴合乳头并提供良好的接触面积。

2. 参考乳盾尺寸指南　不同品牌的乳盾可能有不同的尺寸指南,可以参考相关品牌的建议。一般来说,乳盾尺寸通常根据乳头直径进行分类,例如小、中、大等。

3. 试戴不同尺寸　尝试不同尺寸的乳盾,以确定哪种尺寸最适合自己。确保乳盾能够贴合乳头,但又不会过紧或不舒服。

4. 倾听身体信号　在使用乳盾时,留意身体的信号。如果乳盾造成不适、疼痛、红肿或乳头颜色改变等问题,可能是乳盾尺寸不合适。在这种情况下,尝试更换不同尺寸的乳盾。

需要注意的是,乳盾尺寸的选择可能因个人乳头形状和大小的差异而有所不同。有些品牌可能提供不同形状的乳盾,例如圆形、扁平形状等,以适应不同乳头的需求。

（六）乳盾的使用步骤及注意事项

（1）准备工作:在使用乳盾之前,请先洗净双手,并确保乳盾是干净的。您可以将乳盾放入热水中或进行消毒处理,以确保卫生。

（2）确定正确的位置和方向:将乳盾放在乳头上,确认乳盾的中心与乳头对齐。乳盾通常具有凸起或凹陷的部分,确保凸起部分与乳头重叠。

（3）贴合乳房:用手指轻轻按压乳盾的边缘,使其贴合乳房。确保乳盾完全覆盖乳头和乳晕,以提供较大的接触面积。

（4）与婴儿建立良好的姿势:将乳盾与婴儿的嘴唇对齐,确保婴儿张口适当地覆盖乳盾和乳晕。婴儿的嘴唇应紧贴乳盾的边缘。

（5）注意事项

1）注意吸吮的节奏和力度:婴儿开始吸吮时,观察他们的节奏和力度。吸吮应该是有规律的,而不是过于迅速或过于用力。如果婴儿吸吮不足或有困难,可以尝试调整乳盾的位置或咨询医生或乳房顾问的建议。

2）注意乳量:使用乳盾时,要留意婴儿的吸吮和乳汁流量。确保婴儿能够有效地吸取足够的乳汁,并观察婴儿是否有充足的湿尿布和体重增长等正常的喂养迹象。

3）喂养结束后的注意事项:在喂养结束后,轻轻将乳盾从乳房上取下,注意将乳盾和乳头清洗和消毒,以备下一次使用。

乳盾应该作为临时辅助工具,并在乳头条件改善后逐渐减少使用。母亲应该在专业人士的指导下使用乳盾,并同时尝试改善乳头条件,如正确的哺乳姿势、按摩乳房、使用乳头膏等。母乳喂养的成功除了乳盾外,还需要良好的母婴互动、正确的喂养技巧和饮食营养等综合因素的支持。

三、乳房护理工具

(一)羊脂膏乳头膏

1. 定义　羊脂膏乳头膏是一种以羊脂为主要成分的膏状护肤品,具有滋润、保护和修复皮肤的功效,可以作为乳头护理的辅助工具。在喂养前后使用可以滋润和保护乳头,缓解因哺乳而导致的干燥、裂伤或疼痛,提高乳头的舒适度,促进宝宝正确吸吮,从而更好地支持母乳喂养。

2. 适用人群　羊脂膏乳头膏适用于哺乳期的妇女,特别适合乳头干燥、敏感或受损的人群。它可以帮助滋润和舒缓乳头,促进乳头的修复,并减轻哺乳时的不适感。乳头膏还适用于妇女在孕期开始使用,以预防和保护乳头。

3. 选择的原则

(1)选择纯天然和无刺激成分的羊脂膏乳头膏,以确保其温和性和安全性。

(2)选择不含人工色素、香料或刺激性成分的羊脂膏乳头膏,避免对婴儿造成不良影响。

(3)选择具有可靠品牌和认证的乳头膏,以保证其质量和效果。

4. 对皲裂乳头的促进愈合作用

(1)羊脂膏乳头膏具有滋润和保湿的功效,可以提供足够的水分和营养,加速皮肤细胞的再生和修复。

（2）羊脂膏乳头膏可以形成一层保护膜,防止外界刺激和细菌感染,减少乳头进一步受损。同时,乳头膏还可以缓解疼痛和不适感,提供舒适的护理体验。

5. 对母乳喂养具有积极的影响

（1）滋润和保护乳头,减轻因哺乳而导致的干燥、裂伤或疼痛。

（2）提高乳头的舒适度,促进宝宝正确吸吮,并减少乳头破损和疼痛的发生,从而更好地支持母乳喂养的持续进行。

6. 使用流程

（1）先清洁双手、乳头和乳房区域,确保清洁卫生。

（2）取适量羊脂膏乳头膏,轻轻涂抹在乳头和乳晕区域。可适当按摩以促进吸收。如有必要可重复涂抹。

7. 使用注意事项

（1）选择不含人工色素、香料或刺激性成分的羊脂膏乳头膏,以减少对婴儿的潜在影响。

（2）喂养前彻底清洁乳头,以避免对宝宝造成不良影响。哺乳时无须擦拭任何羊脂膏残留物。

（3）避免过度使用乳头膏,以免堵塞乳头毛孔。

（4）定期清洁乳头和乳房区域,以保持卫生和防止感染。

（5）如果出现过敏或不适反应,应立即停止使用乳头膏,并咨询医生的建议。

综上所述,羊脂膏乳头膏是一种专为哺乳期妇女设计的护肤品,旨在滋润、舒缓和保护乳头。它适用于乳头干燥、敏感或受损的人群,并能为母乳喂养提供积极的支持。在选择和使用乳头膏时,应根据个人需求选择适合的产品,并遵循正确的使用流程和注意事项,以达到最佳的乳头护理效果。

（二）水凝胶敷料

1. **定义**　水凝胶敷料是一种以水凝胶为主要成分制成的敷料，通常以薄膜或贴片的形式呈现。主要成分为水（30%）、甘油（30%）、交联聚合物（40%），具有高吸水性和保湿性，可以提供湿润环境，促进皮肤的愈合和修复。在乳头皲裂问题中，水凝胶敷料可以起到促进乳头愈合的作用。

2. **适用人群**　水凝胶敷料适用于产后初期因哺乳时间长而产生乳头严重不适，如皲裂、疼痛、破损等或因宝宝衔乳姿势不正确导致乳头损伤的母亲，特别适合有乳头皲裂问题的人群。它可以帮助减轻乳头皲裂的不适和疼痛，促进皮肤的愈合和修复。水凝胶敷料对于那些乳汁分泌较多或乳头容易受损的人群尤为适用。

3. **选择原则**

（1）选择高品质的水凝胶敷料，确保其安全、无刺激性和高吸水性。

（2）根据个人需求选择适合乳头大小和形状的敷料，确保紧密贴合和舒适性。

（3）选择具有防水和透气性能的水凝胶敷料，以便在洗澡或清洁时保持干燥和清洁。

4. **对皲裂乳头的促进愈合作用**

（1）水凝胶敷料可以形成一层保护膜，防止衣服摩擦和细菌感染，减少乳头进一步受损。

（2）水凝胶敷料具有高吸水性，能够吸收乳汁和分泌物，保持皮肤的干燥和清洁。同时，水凝胶敷料还可以提供湿润环境，促进伤口表面的细胞再生和愈合。

（3）水凝胶敷料还可以缓解疼痛和不适感，提供舒适的护理体验。

5. 使用流程

（1）将双手、乳头和乳房区域清洁干净。

（2）打开包装袋，从塑料衬垫上取下水凝胶护垫，轻轻将水凝胶直接覆盖在乳头和乳晕区域，确保乳垫与皮肤充分贴合，避免出现皱褶或松动的情况。

（3）哺乳前，请将水凝胶护垫取下，放置在一个干净的表面上，温水轻柔地清洗乳房并拍干，接着开始哺乳，哺乳结束后，重新使用水凝胶护垫。

（4）根据个人需要，可以定期更换乳垫，保持干燥和清洁。

（5）使用注意事项：①24 小时内可重复使用，若 24 小时内水凝胶护垫呈浑浊乳白状，请更换新的水凝胶护垫，并保持干燥和清洁；②为了提高缓解效果，可将护垫的凝胶面用凉水快速冲 1~2 秒，甩干多余水分，静置 2 分钟，一天清洗不可超过两次；想要更凉的效果，可以将护垫放入冰箱冷藏；③不可用肥皂或洗涤剂清洗水凝胶护垫；④如果出现皮肤敏感或不适，应立即停止使用，并咨询医生的建议。

总的来说，水凝胶敷料是一种适用于乳头皲裂问题的护理产品，可以促进乳头的愈合和修复。在选择和使用水凝胶敷料时，应根据个人需求选择合适的产品，并遵循正确的使用流程和注意事项，以达到最佳的效果和舒适度。

（三）羊脂膏乳头膏和水凝胶敷料对皲裂乳头的促进愈合机制异同

1. 羊脂膏乳头膏和水凝胶敷料都可以起到促进皲裂乳头愈合的作用，但它们的作用机制和使用方法略有不同。

（1）羊脂膏乳头膏主要通过滋润、舒缓和保护乳头，减轻因哺乳而导致的干燥、裂伤或疼痛。羊脂膏乳头膏通常以膏状或乳霜状的形式呈现，主要成分包括保湿剂、滋润剂和修复剂。它能够提供足够的水分和营养,加速皮肤细胞的再生和修复,形成一层保护膜,防止外界刺激和细菌感染,减少乳头进一步受损。羊脂膏乳头膏还可以缓解疼痛和不适感,提供舒适的护理体验,通常适用于乳头干燥、敏感或受损的人群,可以在哺乳前后使用。

（2）水凝胶敷料主要通过提供湿润环境和保持皮肤的干燥,促进皮肤的愈合和修复。水凝胶敷料通常以薄膜或贴片的形式呈现,主要成分是以水凝胶为主要成分制成的材料。它具有高吸水性和保湿性,可以吸收乳汁和分泌物,保持皮肤的干燥和清洁。同时,水凝胶敷料可以形成一层保护膜,防止外界刺激和细菌感染,促进伤口表面的细胞再生和愈合。水凝胶敷料适用于乳汁分泌较多或乳头容易受损的人群,可以提供湿润环境,促进愈合和修复。

2. 选择原则

（1）应根据个人需求进行选择。如果乳头干燥或有皮肤敏感问题,乳头膏可能更适合。如果乳汁分泌较多或乳头容易受损,水凝胶敷料可能更适合。

（2）应考虑产品成分和质量,选择纯天然、无刺激成分的产品,并选择可靠的品牌和认证的产品。

总的来说,乳头膏和水凝胶敷料都能够促进皲裂乳头的愈合,但它们的作用机制和使用方法略有不同。在选择时应根据个人需求进行选择,并注意产品的成分和质量。在使用过程中要定期更换和保持干燥和清洁,并留意皮肤敏感或不适的情况。选择适合自己的产品,并遵循正确的使用方法和注意事项,可以更好地促进皲裂乳头的愈合。

（冯喜燕）

第五章 母乳喂养护理门诊常见疾病及相关专业技术

第一节 生理性涨奶

一、定义

生理性涨奶是指在分娩后几天至一周内,乳房开始产生乳汁并逐渐增加的正常生理现象。它是母乳喂养过程中的一部分,是乳腺对分娩和宝宝吸吮的自然反应。生理性涨奶通常伴随着乳房充血、胀痛、乳头敏感等症状。这种涨奶是由于体内激素水平的变化和乳腺的发育而引起的,目的为宝宝提供足够的乳汁。生理性涨奶通常在几天至一周内自行缓解,并会逐渐进入正常的母乳喂养状态。

二、发生原因

1. 激素调节 分娩后,体内激素水平发生变化,这是引起生理性涨奶的主要原因。催乳激素、催产素和雌激素的增加在乳腺细胞中起到关键作用。

2. 分娩信号 分娩过程中,子宫的收缩和宝宝的吸吮刺激都会触发神经和内分泌反应,促进乳汁的产生和分泌。分娩信号通常会刺激垂体前叶释放催乳素、催产素。

3. 乳腺发育　在孕期,乳腺会经历细胞增殖和腺体分化的过程,为乳汁的产生做准备。分娩后,乳腺细胞进一步发育和成熟,乳汁开始产生并储存在乳腺腺泡中。

4. 血液供应增加　分娩后,乳腺血液供应量会增加,这有助于提供足够的营养和氧气给乳腺细胞,促进乳汁的产生。

5. 脑 - 乳房连接　垂体前叶与乳腺之间有着复杂的神经连接。催乳激素催产素的释放受到垂体后叶的神经调节,乳房的感受器也与中枢神经系统相连,这些连接有助于调节乳汁的产生和分泌。

三、症状和体征

1. 乳房肿胀和充血　生理性涨奶时,乳房会感觉肿胀和充血。乳房组织因为乳汁的增加而膨胀,乳房皮肤可能看起来更紧绷和饱满。

2. 乳房胀痛　乳房的肿胀可能伴随着胀痛的感觉。乳房的疼痛程度因人而异,有些母亲可能只有轻微的不适,而有些母亲可能会感到明显的疼痛。

3. 乳房发热和红斑　乳房的充血和炎症反应可能导致乳房皮肤出现红斑或发热的情况。随着乳汁排空和乳腺逐渐适应,这些症状会逐渐缓解。

4. 乳头敏感　乳头可能会变得敏感和触痛。这可能是因为乳腺充血和乳汁增加导致乳头周围的组织紧绷和敏感。

5. 乳汁分泌增加　生理性涨奶时,乳汁的产量会逐渐增加。初乳呈黄色或橙色,较为浓稠,随着时间的推移,乳汁会变得较为稀释。

6. 乳腺质地变化　乳房的质地可能会变得坚硬和紧实,

这是乳腺组织充盈和乳汁堆积所致。

四、生理性涨奶与病理性涨奶的区别

1. 定义

（1）生理性涨奶：是指乳腺在分娩后正常发育和分泌乳汁的生理过程。它是正常生理现象，与母亲哺乳需求和乳腺适应有关，通常不需要特殊治疗。

（2）病理性涨奶：是指乳腺在疾病或异常情况下引起的异常涨奶症状。它是一种病理过程，通常需要针对疾病原因进行治疗。

2. 时间

（1）生理性涨奶：通常在分娩后的几天到一周内开始，并逐渐缓解。

（2）病理性涨奶：可以发生在任何时间，不仅限于分娩后，持续时间也可能更长，取决于病因和治疗。

3. 病因

（1）生理性涨奶：是正常乳腺发育和分泌乳汁的结果，由分娩后激素水平改变和乳腺充盈引起。

（2）病理性涨奶：通常是由疾病或异常情况引起的，如乳腺炎、乳腺增生、乳腺肿瘤等。

4. 治疗

（1）生理性涨奶：通常不需要特殊治疗，通过正确的母乳喂养和乳房排空可以缓解症状。

（2）病理性涨奶：可能需要特定的治疗，如抗生素治疗乳腺炎、手术切除乳腺肿瘤等，具体治疗方案取决于病因。

五、治疗

1. 一般处理

（1）母乳喂养：及时开始母乳喂养是处理和预防生理性涨奶的重要措施。让宝宝多次吸吮乳头和乳房，帮助乳汁排空，并刺激乳腺以适应宝宝的需求。

（2）频繁哺乳：频繁哺乳可以帮助减轻乳房充盈和胀奶的不适感。根据宝宝的需求，尽量保持经常哺乳，特别是在涨奶明显的时候。

（3）规律排空：保持规律的乳房排空，尽量避免过度胀奶。如果宝宝没有及时哺乳，可以使用乳房泵抽取乳汁来保持乳房的舒适。

（4）温热敷和冷敷：在哺乳前使用温热敷可以促进乳汁流动，减轻涨奶不适。在哺乳后使用冷敷可以缓解乳房疼痛和肿胀。

（5）避免过度刺激：避免过度刺激乳腺，例如避免频繁按摩乳房、避免使用过热的水洗澡等，以免引起更严重的涨奶情况。

（6）舒适的支撑：穿戴舒适的内衣，提供适当的支撑和保护，有助于减轻乳房不适感，防止乳腺堵塞。

2. 中医适宜技术

（1）针灸疗法：针灸可以通过调节气血、活血化瘀等方式来缓解生理性涨奶的症状。常用的穴位包括乳房周围的太溪、乳根、天突等穴位，可以通过针刺和艾灸来刺激穴位，促进乳腺功能正常。

（2）穴位按摩疗法：通过按摩乳房周围的穴位，如涌泉、太溪等，可以刺激乳腺排空和乳汁流动。按摩手法可以选择轻揉、推拿、指压等,根据个人情况和中医师的指导进行。

（3）中药外敷:使用某些中药药物制成的外敷贴或药膏,贴在乳房周围可以活血化瘀,缓解涨奶的不适。常用的中药包括当归、红花、川芎等,具体的药物配方和使用方法需由中医师指导。

（4）艾灸疗法:通过使用艾绒制成的艾条进行温灸,可以活血化瘀,缓解涨奶的症状。常用的穴位包括涌泉、太溪、乳根等,可以根据个人情况和中医师的指导进行艾灸治疗。

3. 物理技术

（1）徒手淋巴引流:是一种通过按摩和刺激淋巴系统来促进淋巴液流动的手法。对于生理性涨奶,淋巴引流技术可以减轻乳腺充血、缓解乳房肿胀,促进乳汁流动,提高乳腺排空,改善乳房的舒适度。

（2）反式按压:是一种通过按压乳房和乳腺组织来促进乳汁的流动和乳腺排空的手法。它有助于减少乳腺充血、减轻乳房肿胀,并促进乳汁的流动,缓解生理性涨奶引起的不适。

（曾新颖）

第二节 乳头皲裂

一、定义

乳头皲裂是指乳头表面皮肤发生裂纹或创伤,通常是由于哺乳时乳头受到摩擦、牵拉或压力等刺激造成。

二、发生的原因

1. 不正确的哺乳姿势　乳头皲裂的主要原因之一是不正确的哺乳姿势。当宝宝的口部没有正确地覆盖整个乳晕区域,乳头就容易受到过度牵拉和摩擦,导致皮肤损伤。

2. 吸吮力过强　宝宝的吸吮力过强也是乳头皲裂的常见原因。如果宝宝吸吮力过大或过于急促,乳头会受到过度压力,使皮肤出现裂纹和损伤。

3. 乳头湿度不足　乳头周围皮肤的湿度不足也可能导致皲裂。干燥的皮肤更容易受到刺激和损伤。

4. 乳头周围皮肤感染　乳头周围皮肤的感染可以导致乳头皲裂。感染会引起炎症和红肿,使皮肤更加脆弱,容易出现裂纹。

5. 乳头过度使用　过度使用乳头可以导致乳头皲裂。这可能是由于频繁地哺乳或使用乳头保护器等外部设备过多地刺激乳头。

6. 其他因素　其他可能的因素包括乳头干燥、乳头周围皮肤过敏或过度清洁,以及乳房堵塞等。

三、症状体征

1. 乳头疼痛　乳头皲裂是乳头受损或有裂纹,因此最常见的症状是乳头区域的剧烈疼痛。这种疼痛可能会在哺乳时加剧。

2. 出血　乳头皲裂可能导致乳头出血,在哺乳过程中或在乳头上可见血液。

3. 乳头红肿　皲裂的乳头周围可能会出现红肿和炎症。这是组织受到损伤和炎症反应引起的。

4. **乳头溢液**　乳头皲裂还可能导致溢液。这可能是血液、浆液或脓液的形式，取决于皮肤损伤的严重程度和感染的存在。

5. **皮肤裂纹**　乳头皲裂通常表现为乳头表面的皮肤裂纹。这些裂纹可能是细小的线状创伤，也可能是较大的裂口。

6. **不适感**　乳头皲裂会导致乳房和乳头区域的不适感。这可能包括刺痛或灼热感。

四、对母乳喂养的影响

1. **疼痛和不适**　乳头皲裂会导致哺乳时出现剧烈疼痛和不适感。这种疼痛可能会让母亲感到焦虑、疲惫和不愿意继续母乳喂养。

2. **减少产奶量**　乳头皲裂会影响母乳的正常排空，导致乳房未能充分排空。这可能会导致乳汁供应减少，进而影响宝宝的营养摄入和生长发育。

3. **乳房堵塞和乳腺炎**　乳头皲裂容易导致乳房堵塞和乳腺炎的发生。这些问题会进一步加重疼痛和不适感，并可能需要进一步的治疗。

4. **影响母婴情感联系**　乳头皲裂的疼痛和不适可能会影响母亲与宝宝之间的情感联系和亲密度。母亲可能会感到痛苦和沮丧，从而影响与宝宝的互动和喂养体验。

五、预防和处理

1. 预防措施

（1）正确的哺乳姿势：确保宝宝吸吮时正确覆盖整个乳晕区域，避免乳头受到过度牵拉和摩擦。可以咨询专业的医务人员或产科医生以了解正确的哺乳姿势。

（2）适应宝宝的吸吮力：避免宝宝吸吮力过强，可以通过调整宝宝的吸吮位置和姿势来帮助预防乳头皲裂。

（3）保持乳头湿润：使用乳头霜、乳房油或润肤剂等保持乳头皮肤湿润。选择不含有害化学物质的产品，并在每次哺乳后涂抹乳头霜。

（4）避免过度使用乳头：尽量减少使用乳头保护器、吸奶器或其他外部设备，以减少对乳头的刺激和摩擦。

2. 处理方法

（1）保持乳头清洁：每次哺乳前后，用温水轻柔清洁乳头区域，避免刺激和感染。

（2）使用乳头护理产品：使用乳头霜、乳头膏或润肤剂，有助于舒缓疼痛、促进愈合和保护乳头皮肤。选择含有天然成分的产品，并在每次哺乳后涂抹。

（3）调整哺乳姿势：确保哺乳姿势和宝宝的吸吮技巧正确，以减少乳头受到进一步损伤的风险。

（4）充分休息：给乳房和乳头充分休息的时间，避免连续过长时间的哺乳。

（5）如果乳头皲裂严重或伴有感染症状，应及时就诊治疗。

（刘　颖）

第三节　乳 汁 淤 积

一、定义

乳汁淤积也被称为乳腺淤积或乳房淤积，是指乳房内乳腺组织中的乳汁在未能完全排出的情况下堆积。乳汁淤积通常发生在哺乳期女性中,由于乳腺管道阻塞或乳房排空不完全引起。

二、发生的原因

1. **乳腺管道阻塞**　乳腺管道的阻塞是乳汁淤积的主要病因之一。阻塞可能由于乳腺管道狭窄、堵塞或乳头孔口不畅引起,使得乳汁无法正常排出。

2. **乳房排空不完全**　乳房排空不完全是乳汁淤积的常见病因。这可能是由于乳房排空不足、哺乳频率不够或哺乳姿势不正确等原因导致的。排空不完全使得乳汁在乳腺中滞留,增加了发生淤积的风险。

3. **乳腺组织炎症反应**　乳腺组织的炎症反应也可能导致乳汁淤积。乳腺炎、乳腺痛、乳头破裂等炎症病变可能造成乳腺管道的狭窄和乳汁的滞留。

4. **其他因素**　还有一些因素也可能导致乳汁淤积,例如乳房受伤、手术后的乳房组织肿胀、荷尔蒙紊乱等。

需要注意的是,乳汁淤积的病因通常是多因素综合作用的结果。因此,在预防和治疗乳汁淤积时,需要综合考虑不同的病因,采取相应的措施以促进乳汁的正常流动和排出。

三、症状和体征

1. **乳房肿胀**　乳汁淤积导致乳房内乳汁的堆积,这会引起乳房肿胀的感觉。患者可能会觉得乳房比平时更大、更紧绷。

2. **乳房疼痛**　乳汁淤积会导致乳房内乳汁的积聚,乳腺组织受到牵拉和压迫,引起疼痛感。疼痛可以是持续性的、阵发性痛或压痛。

3. 乳房硬结　乳汁淤积形成的乳腺组织肿块或结节,通常可以在乳房中触及。这些硬结可能是团块状或网状,质地较硬,与周围正常乳腺组织区别明显。

4. 乳汁减少　乳汁淤积导致乳腺管道阻塞或乳房排空不完全,乳汁的分泌量可能会减少。这可能会导致哺乳困难或乳汁的积聚。

5. 乳房红斑　在严重的乳汁淤积情况下,乳腺组织的炎症反应可能导致红斑。这些红斑常常伴随着疼痛和肿胀。

6. 全身症状　一般没有发热、畏寒等全身症状。血常规检查结果显示白细胞计数、中性粒细胞计数和 C 反应蛋白比例均正常。

值得注意的是,乳汁淤积的症状和体征可能因个体差异而有所不同,也受到乳房病变的严重程度和病因的影响。

四、对母乳喂养的影响

1. 乳汁供应减少　乳汁淤积导致乳房内乳汁的堆积,可能会导致乳汁供应减少。堆积的乳汁会占据乳腺空间,使得新鲜的乳汁无法顺利产生。这可能导致乳汁量不足,影响到宝宝的喂养量和满足感。

2. 哺乳困难　乳汁淤积使得乳房内的乳汁排出困难,宝宝在哺乳时可能会遇到阻碍。乳房硬结和乳房疼痛会引起乳房不适感,宝宝可能无法有效地吸吮乳汁,导致哺乳困难。

3. 乳房炎症风险增加　乳汁淤积本身可能导致乳腺组织的炎症反应。这增加了乳房发生乳腺炎的风险,乳腺炎会进一步影响母乳喂养的进行。

对于乳汁淤积的母亲应给予个体化的建议和支持,通过采取正确的哺乳姿势、按摩乳房、热敷乳房、定期排空乳汁等方法,帮助缓解乳汁淤积,并促进母乳喂养的顺利进行。

五、预防和治疗

（一）预防

（1）坚持正确的哺乳姿势和技巧:确保宝宝正确吸吮,避免乳头疼痛和乳房不适,保证乳房充分排空。

（2）频繁哺乳:建议频繁而充分地哺乳,避免乳房长时间过度充盈。

（3）按需哺乳:根据宝宝的需求,及时哺乳,避免吸吮不足导致乳腺堵塞。

（4）热敷和按摩:使用温暖的毛巾湿热敷乳房,然后进行轻柔地按摩,有助于促进乳汁的流出。

（5）保持放松和舒适:避免过度紧张和焦虑,保持放松和舒适的状态有助于促进乳汁的分泌和排空。

（二）治疗

（1）乳房按摩:在乳汁淤积发生时,母亲可以使用适当的乳房按摩手法,帮助乳汁排出。按摩可以促进乳腺通畅,缓解乳房的肿胀和疼痛。

（2）哺乳或泵奶:母亲可以尽可能频繁地哺乳或泵奶,以排空乳汁。排空乳汁以减轻乳腺压力,帮助消除乳汁淤积。

（3）温敷和冷敷交替:使用40℃温敷热毛巾轻轻敷在乳房上,每次15~20分钟,可以舒缓乳房组织,促进血液循环和乳汁流动,有助于缓解乳房胀痛和炎症。在冷敷乳房时,应使用适当的方法和温度以避免对乳房造成过度的冷刺激。通常建议使用冷敷袋、冰袋、冷毛巾等冷敷材料,每次冷敷时间为15~20分钟,通过减少血液流动和降低组织代谢,减轻乳腺组织的疼痛感。冷敷能够使血管收缩,减少炎性介质的释放,从而缓解疼痛、红肿及局部热感。

（4）非处方疼痛缓解药物：在医生的指导下，可以考虑使用非处方疼痛缓解药物，如对乳腺疼痛和不适有缓解作用的非甾体消炎药。

需要注意的是，对于个别严重的乳汁淤积病例，可能需要医生或专业助产士的进一步评估和指导，并可能采取其他护理措施或药物治疗。如果乳汁淤积严重或无法缓解，建议及时就医咨询，以获得专业的评估和治疗建议。

（张瑞丹）

第四节 乳 腺 炎

一、定义

乳腺炎是一种乳腺组织的炎症性疾病，通常由乳腺内的细菌感染引起。它表现为乳房疼痛、肿胀、红肿和触痛等症状，可伴随发热和全身不适。

二、发生的原因

1. 乳头皲裂 乳头皲裂是乳腺炎的常见诱因，通常是由于哺乳时衔接姿势不正确造成的。不正确的衔接姿势可能导致乳头受到过度拉伸或压力，从而导致皮肤破裂和裂口。

2. 乳房外伤 乳房受到外力的压迫或挤压，如胸罩的压迫、汽车安全带的挤压，或被婴幼儿踢伤、用力按摩等，以上都可能导致乳房局部受伤，组织水肿，增加局部压力，从而促发乳腺炎。

3. 乳汁过多且乳房排空不完全 乳汁过多且乳房排空不完全可能会导致乳汁淤积和乳腺导管堵塞，增加发生乳腺炎的风险。

4. **哺乳间隔时间过长**　过长的哺乳间隔时间可能会导致乳汁淤积和乳腺导管堵塞,从而增加发生乳腺炎的风险。

5. **母婴分离**　母婴分离可能导致乳房充盈但无法及时排空,增加乳汁淤积和乳腺炎的风险。

6. **母亲疲劳和负向情绪**　过度疲劳和严重的负向情绪可能会影响乳腺的正常功能,增加发生乳腺炎的风险。

7. **婴儿腭裂或舌系带过短**　婴儿腭裂或舌系带过短可能导致婴儿吸吮困难,影响乳汁的正常排空,增加乳腺炎的风险。

8. **既往乳腺炎病史**　已经有乳腺炎病史的母亲再次发生乳腺炎的风险增加。

需要注意的是,这些危险因素并不是绝对的,每个个体的情况可能会有所不同。对于高风险群体,建议采取相应的预防措施,如正确的哺乳姿势、及时处理乳头皲裂、定期排空乳房等。如果出现乳腺炎的症状,应及时就医治疗。

三、临床表现

1. **乳房疼痛和不适**　乳腺炎常伴有乳房的剧烈疼痛和不适感,患者可能会感到乳房的隐痛或钝痛,并在触摸或压迫乳房时疼痛加重。

2. **乳房肿胀和红肿**　乳腺炎引起乳房组织的炎症反应,导致乳房明显肿胀和红肿。乳房肿胀可能伴随触摸时的疼痛和压痛。

3. **乳头异常**　乳腺炎可能导致乳头的异常变化,如红肿、破裂、皲裂或溢液。患者可能会感到乳头的疼痛,对疼痛更敏感,还可能出现分泌物的改变。

4. **发热和全身不适**　乳腺炎引起的炎症反应可能导致

患者出现发热和全身不适的症状,如乏力、头痛和肌肉酸痛。

5. 异常乳汁排出　乳腺炎可能导致乳汁异常,乳汁出现颜色、质地或量的改变。患者可能发现乳汁有血丝、脓性或浑浊的情况。

6. 淋巴结肿大　乳腺炎可引起乳腺周围淋巴结的肿大和触痛。患者可能会感到腋窝或锁骨下区域的淋巴结肿胀和压痛。

需要注意的是,乳腺炎的临床表现可能因个体差异而有所不同,也受到病因、病程和严重程度的影响。因此,建议进行个体化的治疗。

四、对母乳喂养的影响

1. 乳汁排泄受阻　急性炎症型乳腺炎会导致乳汁在乳腺管道中排出受阻,造成乳房局部肿胀和疼痛,乳汁无法顺利流出。这会影响母乳的排出和婴儿的喂养。

2. 母乳供给减少　乳腺炎引起的乳汁淤积和炎症反应可能导致乳腺组织的损伤和纤维化,进而影响乳汁的产生和供给量。这可能导致母乳供给减少,使得婴儿无法获得足够的营养。

3. 母乳喂养中止　乳腺炎症状严重或治疗不及时可能导致母乳喂养的中止。疼痛和不适感可能使母亲难以坚持母乳喂养,而转向其他喂养方式。

因此,及时诊断和治疗乳腺炎是非常重要的,以保证母乳喂养的顺利进行和婴儿的营养摄入。医生可以根据病情和患者情况采取相应的治疗措施,如抗生素治疗、乳房按摩、热敷等,以减轻症状,促进乳汁的排出和乳腺功能恢复。在治疗期间,医生还可以给予相应的建议和支持,帮助母亲继续坚持母乳喂养。

五、预防和治疗

1. 预防

（1）加强乳房和乳头护埋：保持乳房和乳头的清洁，保持干燥，并注意防止乳头裂伤。

（2）避免乳汁淤积：保持乳腺通畅，避免乳汁积聚和淤积。可通过按摩乳房、按需哺乳或泵奶以及避免穿着过紧的乳罩促进乳汁流动。

（3）坚持正确的哺乳姿势和技巧：确保宝宝正确吸吮，并注意乳房是否被充分排空。

2. 治疗

（1）保证充分休息：母亲需要休息，减少体力消耗，有助于乳腺炎的康复。

（2）不中断母乳喂养：尽量保持母乳喂养，频繁哺乳有助于减轻乳汁淤积和促进乳汁排空。如果乳房疼痛严重，可以使用吸奶器来帮助排空乳汁。

（3）合理使用抗生素：根据病原菌的敏感性和患者的具体情况，选择适当的抗生素进行治疗。抗生素的使用应依据临床症状和实验室检查结果，并遵循医生的建议。

（4）止痛药物：可以使用非甾体类抗炎药（NSAIDs）或局部冷敷来缓解乳腺炎引起的疼痛。口服止痛药也可以根据疼痛程度进行适当使用。

（5）治疗原发病因：对于乳腺炎的复发性患者，如果存在乳房结构异常、导管阻塞等原发病因，可以考虑进行相应的手术治疗。

（6）中医适宜技术：包括针灸、中药熏洗、拔罐等，根据个体病情和中医诊断进行选择和应用。

（7）物理方法：物理方法包括低能量激光、磁场疗法等，可以帮助缓解乳房炎症，促进乳汁流动。

治疗方案应根据患者的具体情况和病情严重程度来确定。在治疗过程中，需要定期随访和评估疗效，根据需要调整治疗方案。同时，提供良好的医患沟通和支持，帮助患者正确应对乳腺炎，促进康复和母乳喂养的顺利进行。

六、乳腺炎的治疗存在的挑战

1. 病因多样性　乳腺炎的发病原因多种多样，包括细菌感染、乳房受伤、乳腺导管堵塞等。不同病因导致的乳腺炎可能需要不同的治疗方法，因此准确确定病因对治疗至关重要。

2. 细菌抗药性　乳腺炎往往是由细菌感染引起的，而一些细菌可能对常规抗生素产生抗药性。这使得治疗选择变得更加复杂，可能需要进行细菌培养和药敏实验，以确定最有效的抗生素。

3. 孕期和哺乳期限制　对于怀孕或哺乳期的患者，某些药物治疗可能受到限制，因为它们可能对胎儿或乳汁中的婴儿产生不良影响。因此，医生需要在考虑治疗方案时充分考虑患者的生理状况和母婴安全。

4. 乳腺阻塞难以解除　在一些乳腺炎病例中，乳腺导管的阻塞可能难以完全解除，会导致乳汁淤积和炎症反复发作。这需要持续而有效的治疗方法来解决。

5. 疼痛和不适　乳腺炎通常伴随乳房疼痛、红肿、发热等症状，给患者带来不适和不良影响。有效缓解疼痛和炎症是治疗过程中的挑战之一。

6. 心理压力和情绪困扰　乳腺炎的治疗可能给患者带来心理压力和情绪困扰,尤其是对乳房健康和哺乳能力的担忧。提供心理支持和教育对于患者的康复和治疗效果至关重要。

总的来说,乳腺炎的治疗面临多种困难。医生需要针对具体情况制订个体化的治疗方案,充分考虑病因、抗生素选择、生理状态和心理需求。在治疗过程中,患者的积极配合以及医生的指导和支持都是克服困难并获得良好疗效的重要因素。

（张瑞丹）

第五节　乳 腺 脓 肿

一、定义

乳腺脓肿是指乳腺组织内形成的脓液积聚,形成的局部化脓性感染。它通常由细菌感染引起,细菌可通过乳腺组织受损、乳腺导管感染或细菌扩散进入乳腺组织而引起炎症反应。脓肿形成后,乳腺组织内的炎症反应逐渐发展,形成以脓液为中心的局部化脓性集合物。乳腺脓肿常伴有乳房红肿、疼痛、温度升高和肿块等症状和体征。早期及时治疗可以避免病情进一步恶化,手术引流和抗生素治疗是常用的治疗方法。

二、发生的原因

1. 细菌感染　乳腺脓肿的主要原因是乳腺组织内的细菌感染。常见的致病菌包括金黄色葡萄球菌、链球菌等。细菌可以通过乳腺组织的创伤、乳腺导管感染或细菌扩散进入乳腺组织,引发炎症反应。

2. 乳腺炎的恶化　未经治疗或治疗不及时的乳腺炎可能会导致乳腺脓肿的发生。乳腺炎是乳腺组织的感染和炎症,如果炎症进一步恶化,细菌感染可能扩散并形成脓肿。

3. 乳腺堵塞　乳腺通道的堵塞也是乳腺脓肿发生的原因之一。乳腺堵塞会阻碍乳汁的正常排空,从而增加细菌滋生和感染的风险。

4. 外伤和损伤　乳房的外伤和损伤,如乳房受到撞击、挤压或手术创伤,可能导致乳腺脓肿的发生。乳头裂口是乳腺脓肿发生的一个常见入口。乳头裂口可能是由于哺乳姿势不正确、乳头不适应吸吮压力或婴儿吸吮过程中乳头受损引起的。这些损伤可以为细菌进入乳腺组织提供入口。

乳腺脓肿的病因多种多样,但其中细菌感染是主要因素。细菌通过不同途径进入乳腺组织,导致化脓性炎症反应并形成脓液积聚。了解和预防这些病因因素对于减少乳腺脓肿的发生至关重要。

三、症状和体征

1. 乳房肿胀、红肿和触痛　乳腺脓肿通常伴随乳房的局部肿胀和红肿,患者可能会触摸到乳房肿胀区域质地坚硬,并且感到触痛明显。

2. 乳房疼痛　乳腺脓肿引起的炎症反应会导致乳房剧烈的疼痛,疼痛可能会在触摸或压迫乳房时加重。

3. 发热和寒战　乳腺脓肿常伴有发热和寒战,是机体对感染的典型反应。

4. 乳头异常　乳腺脓肿可能导致乳头的异常表现,如乳头红肿、破裂、皲裂或溢液。患者可能会感到乳头的疼痛和敏感，并可能有分泌物的改变。

5. 淋巴结肿大　乳腺脓肿引发的炎症反应可能导致乳腺周围淋巴结的肿大和触痛。患者可能会注意到腋窝或锁骨下区域出现淋巴结肿胀。

6. 恶心和乏力　乳腺脓肿严重时，患者可能会出现恶心和乏力等全身不适的症状。

需要注意的是，乳腺脓肿的临床表现可能因个体差异而有所不同，也受到病因、病程和严重程度的影响。因此，建议及时转介乳腺外科，以获取准确的诊断和个体化的治疗。

这些症状和体征在乳腺脓肿的发生时明显，患者可能会感到乳房疼痛、红肿、肿胀，并可触及局部的肿块。同时，乳头的异常变化也是乳腺脓肿的常见体征之一。

四、对母乳喂养的影响

1. 乳汁供应受限　乳腺脓肿会导致乳房疼痛和乳腺组织受损，从而影响乳汁的产生和流出。乳房的疼痛和红肿可能会使母亲在哺乳过程中感到不适，难以达到充分的乳汁产量，进而影响乳汁供应。

2. 宝宝吸吮困难　乳腺脓肿引起乳房疼痛和乳头损伤，使得宝宝吸吮困难。乳房的触痛和压痛可能导致宝宝无法正确吸吮乳汁，可能无法获得足够的营养，从而影响母乳喂养的效果。

3. 乳汁质量变化　乳腺脓肿可能导致乳汁的质量发生变化，如乳汁中可能出现血性或脓性分泌物。这可能会影响宝宝对乳汁的接受程度，甚至引起宝宝不适和拒食。

4. 心理影响　乳腺脓肿的出现可能给母亲带来焦虑、担忧和疼痛等负面情绪,可能会对母乳喂养的信心和积极性产生影响。这可能会导致母亲在喂养过程中出现压力和困惑,进而影响母乳喂养的进行。

5. 继续母乳喂养,但需要注意以下事项。

(1)避免乳房堵塞:保持乳房通畅非常重要。可以通过按摩乳房、定时哺乳或泵奶以及避免穿着过紧的乳罩来促进乳汁流动。

(2)脓液引流:脓肿形成后,需要及时将脓液排出,以减轻疼痛和促进乳腺康复,可以通过穿刺或手术引流脓液。

(3)疼痛缓解:可以采用热敷和冷敷交替、局部按摩等方法缓解乳房疼痛和不适感。

(4)注意卫生:保持乳房清洁和干燥,避免感染的扩散。注意乳头的卫生,避免细菌进入乳腺。

五、预防和治疗

(一)预防

1. 保持乳房清洁　定期洗手并清洁乳房,特别是在哺乳期间,以减少细菌感染的风险。

2. 均匀排空乳汁　及时、充分地排空乳汁,避免乳房过度充盈和乳汁淤积,可以减少乳腺堵塞和感染的可能性。

3. 避免乳房损伤　注意避免乳房受到外伤或损伤,如避免剧烈挤压、撞击等。

4. 良好的哺乳技巧　学习正确的哺乳姿势和技巧,确保宝宝正确吸吮乳房,避免乳头损伤和乳腺炎的发生。

(二)治疗

1. 抗生素治疗:根据细菌培养和药敏试验结果,选择合适的抗生素进行治疗,以控制感染的扩散和消除炎症。

2. 手术引流：对于较大、持续不缓解的乳腺脓肿，可能需要进行手术引流，通过手术切口将脓液排出。

3. 疼痛缓解：对于乳房疼痛，可以冷敷或使用非处方药物如非甾体抗炎药（NSAIDs）等缓解乳房疼痛和不适感。

4. 支持性疗法：给予患者足够的休息和营养支持，保持充分的水分摄入和良好的心理状态。

5. 定期随访：建议患者在治疗过程中定期随访，以确保治疗的有效性和监测病情变化。

6. 中医适宜技术

（1）中药治疗：常用的中药包括红花、黄连、当归、川芎等。可以根据病情特点配伍使用，具有清热解毒、活血化瘀、消肿排脓等作用，辅助抗生素治疗。

（2）中医穴位治疗：中医通过刺激特定的穴位，来调节体内的气血运行和疏通经络，促进体内的病邪排出。常用的穴位包括足三里、乳根、乳中等相关穴位。

（3）物理方法：超声波治疗可以促进组织修复和炎症消散，缓解疼痛和肿胀，促进乳腺脓肿的愈合。

需要注意的是，在治疗过程中应遵循医生的建议，并合理使用药物、物理治疗和手术治疗方法，以获得最佳的治疗效果。

六、乳腺脓肿的治疗存在的挑战

1. 细菌耐药性　乳腺脓肿通常由细菌感染引起，而一些细菌可能会对常规抗生素产生耐药性。这使得选择适当的抗生素变得更加困难，可能需要通过细菌培养和药敏实验确定最有效的治疗方案。

2. 手术风险　乳腺脓肿治疗中可能需要进行手术排脓。

手术可能存在一定的风险,如感染、出血、创口不良愈合等。医生需要综合考虑患者的病情和手术风险来确定手术的必要性和可行性。

3. 疼痛和不适　乳腺脓肿通常伴随乳房疼痛、红肿、发热等症状,给患者带来不适和痛苦。较严重的炎症和肿胀可能会限制治疗的效果和患者的舒适度。

4. 乳腺结构复杂　乳腺组织结构复杂,乳腺脓肿的位置和深度可能各不相同,这对治疗的选择和操作提出了挑战。

5. 乳腺组织保护　在治疗乳腺脓肿时,需要注意保护乳腺组织,减少手术和处理过程对乳腺功能的损伤,以确保患者能够维持哺乳能力。

6. 再发风险　乳腺脓肿的治疗后,有时会存在再发的风险。这可能要求患者接受长期的随访和预防性治疗,以避免脓肿的再次发作。

总的来说,乳腺脓肿的治疗面临一些困难和挑战。医生需要根据患者的具体情况和病情,制订个体化的治疗方案。在治疗过程中,与患者进行充分的沟通和合作,提供必要的支持和教育,以促进患者康复。

(翁晓时)

第六节　积 乳 囊 肿

一、定义

积乳囊肿是乳腺组织中一种常见的良性病变,它是由于乳汁在乳腺导管内积聚而形成的囊状结构。积乳囊肿通常表现为单个或多个囊肿,其内部充满了积聚的乳汁,囊壁较薄且光滑。这种病变在触诊时可感到乳房局部的柔软、圆形或椭圆形肿块,一般不会引起疼痛和不适。积乳囊肿一般不需要治疗,不会危及乳腺健康,但有时可能需要进行进一步的检查以排除其他潜在的乳腺病变。

二、发生的原因

1. 乳腺导管阻塞　乳腺导管的阻塞是积乳囊肿形成的主要原因之一。当乳腺导管受到损伤、炎症或其他因素影响时,乳汁可能会在导管内积聚形成囊肿。

2. 乳汁分泌过多　某些妇女可能产生乳汁过多,超过乳腺导管的排空能力。这可能导致乳汁在乳腺导管内积聚,形成囊肿。

3. 激素变化　激素的变化也可能与积乳囊肿的发生有关。例如,在月经周期中,雌激素和孕激素水平的波动可能会影响乳腺组织的生理功能,增加囊肿的形成风险。

4. 乳房受伤　乳房的外伤或创伤可能会导致乳腺组织的炎症和乳腺导管的阻塞,从而促使积乳囊肿形成。

尽管以上因素可能与积乳囊肿的发生相关,但具体的发生机制仍需进一步研究。此外,乳腺疾病的个体差异和遗传因素也可能对积乳囊肿的发生起到一定的影响。

三、症状和体征

1. 肿块　乳房内可触及一个或多个柔软、圆形或椭圆形的肿块。这些肿块通常是囊形的,有一定的弹性,触摸时可以移动。

2. 无痛　积乳囊肿通常是无痛的。乳房触诊时不会引起疼痛或不适。

3. 单侧或双侧　积乳囊肿可以单侧或双侧出现,如果在多个乳腺区域都有肿块出现,可能是多发性乳腺囊肿。

4. 大小变化　乳房内的囊肿大小可能会有所变化,特别是在月经周期中。囊肿可能在月经前变大,然后在月经后减小。

需要注意的是,上述症状和体征并非绝对存在,积乳囊肿可能是无症状的,只有通过乳房触诊或其他检查方法才能发现。如果发现乳房内有肿块或其他异常,建议及时就医并接受专业医生的评估和确诊。

四、对母乳喂养的影响

积乳囊肿通常不会对母乳喂养产生明显的影响。然而,在一些情况下,积乳囊肿可能会对乳汁流动和乳房舒适度产生一定的影响,对母乳喂养造成一些困扰。

1. 乳汁流动受阻　积乳囊肿可能导致乳腺导管阻塞,影响乳汁的流动。这可能导致部分乳汁不能充分排出,进而引起乳房胀痛或不适。

2. 乳汁供应减少　在某些情况下,乳腺导管的阻塞可能导致乳汁供应减少,使得宝宝无法获得足够的营养。这可能需要采取措施,如通过按摩、热敷等方法来帮助乳汁流动,以确保乳汁的充分排出,缓解乳房不适。

3. 乳房不适　积乳囊肿可能使乳房局部不适,如胀痛、压迫感等,这可能对母乳喂养造成一定的不便和不适。

对于乳腺囊肿不明显或没有明显影响的情况,通常不需要特殊处理或干预。然而,如果积乳囊肿严重影响了乳汁流动、乳房舒适度或乳汁供应的情况下,建议转诊乳腺外科。医生可以根据具体情况提供适当的治疗或管理方案,以确保母乳喂养的顺利进行。

五、预防和治疗

(一)预防

1. 保持乳房清洁 定期洗澡并用温水清洁乳房。避免使用刺激性化学物质来清洁乳房区域。

2. 避免乳房受伤 避免乳房受到外界的剧烈碰撞或挤压,以减少乳腺组织的损伤和导管阻塞的风险。

3. 穿着合适的内衣 选择合适尺寸和支撑力的胸罩,以减少乳房的压力和不适感。

4. 避免过度刺激乳房 避免过度的乳房刺激,如频繁的乳房按摩或刺激乳头,以防止乳腺导管的堵塞。

(二)治疗

1. 观察和监测 对于无症状且大小稳定的积乳囊肿,通常只需定期观察和监测,无需特殊治疗。

2. 手动排乳 对于有不适或乳汁流动受阻的积乳囊肿,可以通过手动排乳来促进乳汁的流动以减轻不适。

3. 空心针抽吸 对于较大或不易排除的积乳囊肿,医生可以使用空心针进行抽吸,以减轻囊肿内乳汁的积聚和减小囊肿体积。

4. 手术切除 对于严重影响乳汁流动、引起疼痛或不适的囊肿,可能需要进行手术切除。手术切除可以彻底去除囊肿,并排除恶性病变的风险。

5. 中医适宜技术

(1)中药熏洗:可以使用一些消肿、活血化瘀的中药进行熏洗,以促进血液循环。

（2）中药内服：根据病情，中医师可能会开具适当的中药方剂，以调理身体的内部环境，改善乳腺组织的健康。

6. 物理理疗　物理理疗方法如热敷、冷敷、按摩等可以帮助促进乳汁流动，缓解乳房不适和疼痛。

需要强调的是，对于积乳囊肿的治疗应该根据患者的具体情况进行个体化的选择和调整。同时，定期复查和随访也是重要的，以监测病情的变化和评估治疗效果。

六、治疗存在的挑战

1. 自限性症状　积乳囊肿通常是自限性的，即它们可以自行缓解或消失。这使得治疗的必要性和效果有时变得模糊不清。

2. 多因素病因　积乳囊肿的发病机制尚不完全清楚，可能涉及多种因素，如乳腺导管阻塞、激素调节失衡等。这种多因素病因使得针对性治疗的选择和效果变得复杂。

3. 重复发作　有些患者可能会经历反复发作的积乳囊肿，即使在积乳囊肿治愈后，新的囊肿仍可能再次出现。这可能需要长期的治疗和管理。

4. 个体差异　患者的乳腺组织特点、病情严重程度和治疗效果都会有所差异。因此，治疗方案需要根据个体情况进行个性化调整，这增加了治疗的复杂性。

5. 手术风险　对于需要手术切除积乳囊肿的患者，手术可能涉及一定的风险，如感染、出血、切口不良愈合等。医生需要综合考虑患者的病情和手术风险来确定手术的必要性和可行性。

6. 心理压力　积乳囊肿的存在可能给患者带来心理压力和焦虑，尤其是对乳房健康和乳腺癌的担忧。这种心理压力可能需要得到适当的关注和支持。

总的来说,积乳囊肿的治疗是一个复杂的过程,涉及多个因素。医生需要综合考虑病情、病因、患者的个体差异和治疗目标,制订最适合的治疗计划。在治疗过程中,与患者充分沟通和合作,提供支持和指导,有助于克服治疗中的困难。需要注意的是,对于积乳囊肿的治疗方法应根据个体情况和病情的严重程度来确定,因此建议在医生的指导下进行治疗选择,并遵循医生的建议。

（彭妙官）

第七节　产后缺乳

一、定义

产后缺乳是指母亲在分娩后,无法满足或无法充分满足婴儿的吸吮需求,导致乳汁分泌不足或无法维持婴儿所需的营养摄入量的情况。一般而言,产后缺乳的时间范围在分娩后的数天至数周内。

二、发生的原因

1. 乳腺发育异常　某些女性可能由于乳腺发育不良或乳腺组织结构异常,导致乳汁分泌能力不足。

2. 激素调节失衡　乳腺的正常乳汁分泌受到激素调节的影响。某些激素的不平衡可能会干扰正常的乳汁分泌,如催乳素、孕激素、垂体前叶激素等。

3. 个体差异　每个女性的身体特点和乳腺组织的反应可能有所不同,一些女性可能天生乳汁分泌能力较低。

4. 哺乳技巧不当　不正确的哺乳技巧可能导致乳房排空不完全,无法刺激足够的乳汁分泌。

5. 缺乏触觉和情感刺激　触觉和情感刺激对乳腺的乳汁分泌有促进作用。缺乏皮肤接触、宝宝吸吮等刺激可能影响乳汁分泌。

6. 母体疾病　某些母体疾病,如甲状腺功能异常、糖尿病等,可能会干扰乳汁分泌。

7. 应激和心理因素　产后的应激和心理压力可能会影响乳汁分泌,造成产后缺乳。

8. 药物影响　某些药物,如某些抗抑郁药物、某些降压药等,可能对乳汁分泌产生不良影响。

9. 手术和乳房损伤　乳腺手术、乳房损伤或其他外界因素可能导致乳腺组织的损伤和乳汁分泌障碍。

要确诊产后缺乳的原因,通常需要通过医生的评估、详细的病史记录和相关检查来确定。针对不同的原因,医生可以制订相应的治疗计划,包括增加哺乳频率、使用医疗器械或药物辅助、激素治疗、营养补充等措施,以促进乳汁分泌和哺乳能力的恢复。

三、症状体征

1. 乳房不充盈或不坚实　产后缺乳的一个主要体征是乳房不充盈或不坚实,没有明显的乳汁分泌。乳房可能有软弱或松弛感。

2. 乳汁分泌不足　母亲可能会发现自己无法满足婴儿的吸吮需求,乳汁分泌量明显不足。婴儿吸吮时可能无法得到足够的乳汁。

3. 婴儿体重下降　由于乳汁不足,婴儿可能无法获得足够的营养,导致体重下降。体重监测是评估婴儿是否得到足够营养的重要依据。

4. 频繁哭闹 婴儿可能因为饥饿而频繁哭闹,无法得到满足。他们可能表现出焦躁不安、不安宁和不满足。

5. 乳房感染 乳腺缺乏充分的乳汁分泌,可能导致乳房淤积和乳汁滞留,增加了乳房感染的风险。乳房红肿、疼痛、发热和乳房皮肤的异常可能是乳房感染的症状。

6. 哺乳困难 由于乳汁不足或乳房不充盈,婴儿可能在哺乳时出现困难。他们可能无法有效吸吮,或者吸吮时间较长。

7. 母婴关系问题 由于产后缺乳,母婴之间的哺乳关联可能受到影响。婴儿可能表现出对母亲乳房的不满意或不接受,同时母亲可能感到焦虑、无助和沮丧。

以上症状和体征提示了产后缺乳的可能。如果母亲或医生怀疑产后缺乳,应及早寻求医疗评估和支持,以确定确切原因并制订相应的治疗计划。

四、对母乳喂养的影响

1. 婴儿营养不良 产后缺乳导致乳汁分泌不足或不充分,可能无法满足婴儿所需的营养需求。婴儿可能无法获得足够的母乳,从而影响其生长发育和营养状况。

2. 婴儿免疫力下降 母乳是婴儿最佳的营养来源之一,其中包括丰富的抗体和免疫物质。产后缺乳可能导致婴儿无法获得这些重要的抗体和免疫保护,使其免疫力下降,易受感染。

3. 母婴情感互动受影响 哺乳是母婴之间重要的情感互动和联系方式。缺乏满足的哺乳体验可能影响母婴之间的情感联系,导致母婴关系紧张或使母亲产生困扰。

4. 母亲情绪困扰　产后缺乳可能给母亲带来沮丧、焦虑和无助等负面情绪。母亲可能感到自责,责备自己无法为婴儿提供足够的母乳,增加了产后抑郁的风险。

5. 母乳喂养意愿下降　产后缺乳可能使母亲对母乳喂养失去信心,降低其继续母乳喂养的愿望和动力。母乳喂养计划可能会受到影响,转而选择其他喂养方式。

6. 需要使用人工喂养方法　在产后缺乳的情况下,可能需要采用人工喂养方法,如配方奶粉喂养或经由其他捐赠的母乳喂养,以确保婴儿获得足够的营养。

产后缺乳对母乳喂养产生的影响是多方面的,涉及婴儿的营养状况、免疫力、母婴情感互动以及母亲的情绪状态和喂养意愿。早期识别、评估和支持是重要的,以帮助母亲和婴儿应对产后缺乳的挑战,并找到适合的喂养方式,确保婴儿的健康与发展。

五、预防和治疗

1. 提前产前准备　在孕期进行产前准备,包括良好的营养摄入,适度的体育锻炼,乳房按摩和乳房皮肤保养等,以促进乳腺的发育和准备。

2. 母婴早期接触和哺乳　早期皮肤接触和早期哺乳有助于刺激乳汁分泌和建立良好的母乳喂养关系。医疗机构应鼓励母婴早期皮肤接触和早期哺乳,以支持母乳喂养成功。

3. 适当的哺乳技巧　学习正确的哺乳技巧,包括正确的吸吮方法、正确的乳房姿势和乳房排空,有助于增加乳汁分泌和保持乳腺通畅。

4. 饮食和水分摄入　保持充足的饮食营养摄入和足够的水分摄入,有助于维持良好的乳汁分泌。

5. 营养补充　在医生的指导下,可以考虑适当的营养补充,如催乳食品或中药补剂等。然而,应慎重选择,避免私自使用未经医生建议的药物或中药。

6. 中医适宜技术

(1)中药调理:中医药可以通过调节脾胃、益气血、活血化瘀等作用,来促进乳腺的功能恢复和乳汁分泌的增加。常用的中药包括当归、白芍、山药、川芎等。

(2)中医食疗:中医通过调整膳食,选择一些具有补气血、滋阴润燥作用的食物,如黑豆、黑芝麻、核桃、山药等,来促进乳汁分泌。

(3)中医针灸疗法:针灸疗法可以通过刺激特定的穴位,如乳根、足三里等,来调节乳腺的功能和刺激乳汁分泌。

(4)中医推拿按摩:中医推拿按摩可以通过刺激乳腺和乳房周围的穴位,促进血液循环和乳汁分泌,有助于增加乳汁分泌。

(5)中医精神调理:产后缺乳可能与情绪紧张、焦虑、疲劳等因素有关。中医通过心理疏导和调理,帮助产妇放松心态,缓解压力,有助于乳汁分泌的恢复。

需要强调的是,中医的治疗方法应该根据患者的具体情况进行个体化的选择和调整。在接受中医治疗时,应咨询专业的中医医生,并遵循其指导和建议。同时,中医治疗可以与西医药物治疗相结合,形成综合治疗方案,以提高治疗效果。此外,合理的哺乳技巧和频率也对产后缺乳的改善有重要作用。

六、产后缺乳治疗可能面临的挑战

1. 多因素　产后缺乳可能涉及多个因素,如乳腺发育异常、激素调节失衡、哺乳技巧不当等。因此,治疗过程中需要综合考虑多个因素,实施个体化的治疗方案。

2. 诊断的挑战　确定产后缺乳的确切原因是困难的,因为它可能是多个因素的综合结果。对于某些因素,如乳腺发育异常或激素调节失衡,需要进一步的检查和评估才能确诊。

3. 心理和情绪障碍　产后缺乳可能给母亲带来沮丧、焦虑和无助等负面情绪。这些心理和情绪障碍可能会对治疗过程和效果产生负面影响。

4. 治疗选择的挑战　在治疗产后缺乳时,需综合考虑母婴的个体情况和需求。因为并非所有的治疗方法对每个人都适用,选择合适的治疗方法可能是一个挑战。

5. 喂养关系的影响　产后缺乳可能对母婴之间的喂养关系产生负面影响,如影响哺乳的愉悦感和互动。这可能需要额外的支持和干预,以帮助母婴建立良好的喂养关系。

面对这些困难,产后缺乳的治疗需要一个综合的团队合作,包括医生、助产士、营养师、心理咨询师等的专业支持。个体化的治疗方案、情绪支持、心理辅导以及持续的监测和评估将是治疗的关键。此外,提供全面的教育和支持,以帮助母亲和家庭应对治疗过程中的困难和挑战。

(陈钰仪)

第八节　乳汁过多

一、定义

产后乳汁过多,也被称为乳汁过多症(hyperlactation),是指妇女在哺乳期间乳汁分泌过多的情况。正常情况下,母亲的乳汁分泌会与婴儿的需求相匹配,但在产后乳汁过多的情况下,乳腺分泌的乳汁量超过了婴儿所需,导致乳汁的过多。

二、发生的原因

(一)生理性

1. 激素调节失衡　在妊娠期间,孕激素、孕酮和雌激素的分泌水平升高,促进了乳腺的发育和乳汁分泌。产后,这些激素水平下降,但在某些女性中,乳汁分泌仍然持续增加,可能是由于激素调节失衡所致。

2. 高乳腺刺激　频繁的乳房刺激,如频繁地哺乳、使用乳房泵吸、乳房按摩等,可以刺激乳腺分泌更多的乳汁。过度刺激乳腺可能导致乳汁分泌过多。

3. 乳房刺激过敏　有些女性对乳房刺激特别敏感,即使轻微的刺激也可能引起乳腺反应,导致乳汁分泌增加。

4. 乳腺组织过度发达　某些女性在乳腺发育过程中可能出现乳腺组织过度发达,使得乳腺细胞数量增多,从而导致乳汁分泌过多。

5. 遗传因素　个体差异中可能存在遗传因素,使得某些女性在产后更容易出现乳汁过多的情况。

(二)病理性

1. 激素失调　例如垂体前叶功能亢进、多囊卵巢综合征等,这些情况会导致激素水平异常,进而引起乳腺组织过度刺激和乳汁分泌增多。

2. 乳腺疾病　如乳腺炎、乳腺增生等,乳腺组织的炎症或异常增生会导致乳汁分泌增多。

3. 药物影响　某些药物如抗精神病药物、抗抑郁药物等,可能引起乳腺刺激和乳汁分泌增加。

4. 神经调节失常　神经系统的异常调节可能导致乳汁分泌过多,如下丘脑垂体功能失调等。

5. 乳房炎症或感染　乳房炎症或感染可能导致乳腺组织的炎症反应,促使乳汁分泌过多。

需要注意的是,产后乳汁过多的原因可能是多种因素综合作用的结果。每个女性的情况可能不同,因此在确定产后乳汁过多的具体原因时,需要进行个体化的评估和诊断。了解产后乳汁过多的原因有助于选择适当的治疗和管理措施。

三、症状和体征

1. 乳房胀满和充盈感　乳汁过多的妇女通常会感觉乳房胀满、饱满,乳腺组织紧张充盈的感觉。

2. 大量的乳汁分泌　产后乳汁过多的主要特征是乳汁分泌量的显著增加,超过了婴儿的吸吮需求。乳汁可能会在不需要哺乳时自动流出,乳汁溢出等。

3. 频繁的乳腺泌乳反射　产后乳汁过多的妇女可能会经常出现乳腺泌乳反射的触发,即使在婴儿不吸吮的情况下,也会有乳汁分泌的反应。这可能导致乳汁不断流出或乳汁喷射。

4. 婴儿吮吸困难　由于乳汁过多,婴儿可能在哺乳时无法有效吸取乳汁,导致吮吸困难、咳嗽、窒息感等症状。婴儿可能会表现出吸吮的不适和困惑。

5. 乳房疼痛和不适　乳汁过多可能导致乳房胀痛、乳腺堵塞和乳腺炎等症状。乳房疼痛可能会使母亲在哺乳时感到不适。

6. 乳房溢乳和湿疹　乳汁过多可能导致乳房溢乳,乳汁不断流出,引起乳房周围皮肤湿疹和刺激。

这些症状体征可能会给母亲带来不适和困扰,并可能影响哺乳的进行和母婴的亲子联系。如果出现产后乳汁过多的症状体征,建议咨询医生或乳房专业人士,以获得适当的诊断和管理建议。

四、对母乳喂养的影响

1. 婴儿吸吮困难　乳汁过多会使婴儿在哺乳时面临吸吮困难的挑战。乳汁流得太快或太多可能导致婴儿窒息感、咳嗽或呛奶等问题,使得婴儿难以有效吸食乳汁。

2. 乳房不适和疼痛　乳汁过多可能导致乳房胀痛、乳腺堵塞和乳腺炎等问题。这些不适和疼痛可能会影响母亲的舒适感和乳房的健康状况,使得母亲可能会对乳汁喂养感到痛苦或不适。

3. 哺乳时间延长　由于乳汁过多,婴儿可能需要更长的时间来吸吮乳汁,以满足其能力范围内的食量。这可能导致哺乳时间延长,给母亲带来疲劳和时间压力。

4. 乳汁失调　乳汁过多可能导致乳汁分泌过快和过多,这可能导致前奶和后奶之间的平衡失调。婴儿可能更容易获得前奶,而无法获得足够的后奶,这可能影响营养摄入和满足婴儿的需求。

5. 心理和情绪问题　乳汁过多可能给母亲带来焦虑、困惑和沮丧等心理和情绪问题。母亲可能感到压力,对母乳喂养产生负面情绪和挫败感。

产后乳汁过多对母乳喂养的影响因个体差异而异。对于一些婴儿和母亲来说,产后乳汁过多可能并不是一个问题,而对另一些婴儿和母亲来说,它可能带来一系列的挑战。因此,对于遇到乳汁过多的情况,进行个体化的评估和管理是至关重要的,以确保乳汁喂养的顺利进行并满足母婴的需求。

五、预防和治疗

(一)预防

1. 恰当哺乳姿势　确保正确的哺乳姿势和技巧,使婴儿能够有效吸吮乳汁,避免过度刺激乳腺分泌过多的乳汁。

2. 控制乳房刺激　避免频繁使用吸奶器、乳房按摩等过度刺激乳腺,以防止乳汁分泌过多。

3. 按需喂养　根据婴儿的需求,进行按需喂养,避免过度刺激乳腺分泌过多的乳汁。

(二)治疗

1. 非药物治疗　采取一些非药物措施来减少乳汁分泌,如冷敷、紧身胸衣、避免乳房刺激等。

2. 药物治疗　在严重的乳汁过多情况下,医生可能会使用药物来抑制乳腺分泌,如溴隐亭(bromocriptine)、卡前列素(cabergoline)等,但需要在医生指导下使用。

3. 吸奶器辅助　使用吸奶器进行定期的抽奶或泵奶,以减少乳汁过多。注意不要过度抽取,以避免刺激乳腺过度分泌。

4. 冷敷乳房　使用冰袋或冷毛巾等冷敷乳房,有助于收缩乳腺血管,减少乳汁分泌。每次冷敷时间为15~20分钟,每天重复数次。

5. 中医技术干预

(1)中药调理:在医生指导下,使用中药调理激素水平和乳腺功能,减少乳汁分泌过多。常用的中药有牡蛎、山楂、猪苓等。

（2）回乳干预：对于严重的乳汁过多，医生可能会考虑回乳干预，如芒硝（即硝酸银）外敷乳房具有抑制乳腺分泌的作用，可以通过抑制乳腺细胞的功能，减少乳汁的分泌量。但芒硝具有局部刺激和腐蚀作用，可能引起皮肤损伤、感染和其他不良反应，长期使用和过量使用可能会对乳腺组织和整体健康产生负面影响。目前对芒硝回乳的做法仍存在争议。

（3）针灸疗法：通过针灸刺激特定穴位，如乳根、内关、涌泉等，调整体内的阴阳平衡和气血循环，减少乳汁过多的发生。

预防和治疗产后乳汁过多应结合个体情况和需求进行综合考虑。建议在咨询医生或乳房专业人士的指导下，制订个体化的预防和治疗方案，并定期进行复查和调整。注意个体差异存在，因此对于一些妇女来说，产后乳汁过多可能是正常的生理现象，无需过度干预。

六、产后乳汁过多的治疗可能面临的困难

1. **诊断困难** 确诊产后乳汁过多可能存在一定的困难。乳汁分泌量的判断因个体差异而异，没有明确的标准来界定乳汁过多。因此，确诊产后乳汁过多需要综合考虑乳房充盈度、婴儿的吸吮情况和母亲的不适症状等因素。

2. **治疗个体化** 产后乳汁过多的治疗需要个体化的方案。每位母亲的情况和需求不同，治疗方法的选择和调整需要根据个体的特点进行。因此，治疗过程可能需要一定的时间和耐心，以找到适合个体的最佳治疗方案。

3. **副作用** 某些治疗方法可能存在副作用。例如，过度挤奶或泵奶可能导致乳腺堵塞、乳腺炎等问题。使用中药或针灸疗法时，可能会出现过敏反应或药物相互作用等不良反应。

4. **心理情绪问题** 产后乳汁过多给母亲带来心理和情

绪上的困扰。治疗过程中,母亲可能会面临压力、挫败感和焦虑等情绪问题。这些心理情绪问题可能影响治疗的效果和母乳喂养的体验。

5. 治愈时间不确定　产后乳汁过多的治疗时间可能因个体差异而异。有些妇女可能在几周内得到缓解,而其他人可能需要更长的时间。因此,治疗的时间进程不确定,需要耐心和持续的努力。

面对这些困难,要根据个体情况提供针对性的治疗建议,并给予支持和鼓励。同时,母亲也应该重视自身的心理健康,寻求适当的心理支持和咨询,以应对治疗过程中的困难和挑战。

(陈钰仪)

第九节　科 学 离 乳

一、定义

科学离乳是指根据婴儿的生理和发育需求,在适当时间和逐渐增加的方式下引入辅食,以满足婴儿不断增长的营养需求和促进其适应固体食物的过程。科学离乳注重选择适当的食物,尊重婴儿的个体差异和发展阶段,以确保婴儿获得全面均衡的营养,并逐步过渡到与家庭成员一起进食的饮食习惯。

二、科学离乳的原则

基于婴儿的生理和发育需求,旨在保证婴儿获得全面均衡的营养,并逐渐适应固体食物。

1. 适宜的开始时间　科学离乳的原则之一是在婴儿满6

个月时开始。此时,婴儿的消化系统和免疫功能已经发育到一定程度,可以适应辅食的消化和吸收。

2. 渐进增加　科学离乳强调渐进增加固体食物的过程。初始阶段,可以从稀薄的辅食开始,逐渐增加食物的质量、种类和纹理。这样有助于婴儿适应新的口腔运动,提升消化能力。

3. 多样化的食物　科学离乳的原则之一是引入多样化的食物。婴儿应该逐渐接触不同的食物,包括蔬菜、水果、肉类、鱼类、豆类等,以获取各种营养素,并培养健康饮食习惯。

4. 保持母乳或配方奶喂养　科学离乳并不意味着立即停止母乳或配方奶的喂养。在引入辅食的过程中,婴儿仍然需要继续接受母乳或配方奶,以满足其能量和营养需求。

5. 尊重婴儿的需求和进食能力　每个婴儿的发育和进食能力不同,科学离乳需要尊重婴儿的食量和食欲。婴儿的饮食量和进食频次应根据其个体差异进行调整,以满足其营养需求。

6. 安全和卫生　科学离乳的原则之一是确保食物的安全和卫生。选用新鲜、无添加剂的食材,并保持食物加工和烹调的卫生条件,以预防食物中毒和细菌感染。

7. 个体化指导　科学离乳需要根据婴儿的个体差异和发展情况进行个体化的指导。咨询儿科医生或专业的营养师,以制订适合婴儿的离乳计划,并根据其发展和反应进行调整。

科学离乳的原则是为了保证婴儿获得全面均衡的营养,逐渐适应固体食物,并培养健康的饮食习惯。遵循这些原则可以确保婴儿在离乳过程中获得合适的营养,并为其健康成长打下良好的基础。

三、科学离乳的目标

根据婴儿的生理和发育需求,逐步引入固体食物,以实现以下目标。

1. 提供全面均衡的营养　科学离乳的目标之一是确保婴儿获得全面均衡的营养。通过引入多样的食物,包括主食、蔬菜、水果、蛋白质食物等,婴儿可以获取各种营养素,如碳水化合物、脂肪、蛋白质、维生素和矿物质等,以满足其生长和发育所需。

2. 促进婴儿口腔和咀嚼发育　科学离乳通过引入固体食物,有助于促进婴儿口腔和咀嚼肌肉的发育。这对于婴儿的语言发展、面部肌肉协调和牙齿生长都起到重要作用。

3. 培养健康饮食习惯　科学离乳的另一个目标是培养婴儿健康的饮食习惯。通过引导婴儿接触不同种类的食物,包括水果、蔬菜和均衡的主食,可以建立多样化饮食的基础,有助于在婴儿成长过程中培养健康的饮食习惯。

4. 适应家庭饮食　科学离乳的目标之一是让婴儿逐渐适应与家庭成员一起进食的饮食习惯。通过引入家庭饮食中的食物,婴儿可以逐渐融入家庭饮食文化,增进家庭成员之间的交流和共享。

科学离乳的目标是根据婴儿的生理发育和个体需求,提供全面均衡的营养,促进口腔和咀嚼发育,培养健康饮食习惯,并逐渐适应家庭饮食。需要根据婴儿个体差异和发展情况,结合专业的指导制订个体化的离乳计划。

四、科学离乳的步骤

1. 确定适当的时间　科学离乳一般在婴儿满 6 个月时

开始。在此之前,母乳或配方奶提供足够的营养和能量,满足婴儿的生长和发育需要。与此同时,需要观察婴儿是否已经具备适应固体食物的发育标志,如坐姿稳定,能够支撑头部,对辅食表现出兴趣等。

2. 引入稀薄辅食　初始阶段,引入稀薄的辅食,如米汤、米糊或果汁等。开始时,可以使用勺子或温和的喂养方式,之后逐渐增加辅食的量和频次。初始阶段的辅食应以单一的食物为主,以便观察婴儿是否对某种食物产生过敏或不适反应。

3. 逐渐增加食物质量和种类　随着时间的推移,逐渐引入更为稠密的辅食,如糊状或软食物。逐渐增加辅食的种类和纹理,包括蔬菜、水果、肉类、鱼类、豆类等,以提供丰富的营养和适应不同口腔运动,增加婴儿消化能力。

4. 逐步增加辅食的量和频次　开始时,辅食的量可能较少,每天只进行一到两次。随着婴儿的适应和发展,可以逐渐增加辅食的量和频次,直至婴儿逐渐从母乳或配方奶转向固体食物。

5. 维持母乳或配方奶喂养　在辅食逐渐增加的过程中,仍继续母乳或配方奶喂养。母乳或配方奶仍然是重要的营养来源,以满足婴儿的能量和营养需求。

6. 个体化的调整和监测　科学离乳需要根据婴儿的个体差异和发展情况进行个体化的调整和监测。需要关注婴儿对新食物的接受程度、消化能力、过敏反应和营养摄入等方面的变化,并根据需要调整辅食的种类、量和频次。

需要注意的是,科学离乳是一个渐进的过程,需要根据婴儿的需要和反应进行个体化的规划和实施。建议咨询儿科医生或专业的营养师,以获取具体的科学离乳指导,并根据婴儿的发展和需要进行调整。

五、科学离乳在实践中可能面临的困难

1. 婴儿个体差异　每个婴儿的生长和发育速度、进食能力和偏好都不同。因此,科学离乳的一个困难是如何根据每个婴儿的个体差异进行个性化的离乳计划和指导。

2. 过敏和食物不耐受　一些婴儿可能对某些食物过敏或不耐受,这可能导致消化问题、皮肤问题或呼吸道问题。确定哪些食物适合婴儿,如何监测过敏反应以及如何适应食物不耐受的困难是科学离乳的挑战之一。

3. 营养均衡　科学离乳的目标是确保婴儿获得全面均衡的营养。然而,如何选择不同种类的食物以及不同的膳食组合,如何确保婴儿获得足够的蛋白质、维生素、矿物质等关键营养素的挑战是科学离乳中的困难之一。

4. 婴儿进食行为问题　有些婴儿可能对新食物表现出抵触情绪,拒绝尝试新的口味。如何应对这些进食行为问题,鼓励婴儿尝试新食物并建立积极的饮食习惯是科学离乳过程中的挑战。

5. 家庭和社会因素　科学离乳受到家庭和社会因素的影响。家庭的食物选择、文化和经济状况可能对婴儿的离乳进程产生影响。同时,亲属和社会的观点和推荐可能与科学离乳的原则不符,这给实施科学离乳带来了挑战。

克服这些困难需要家庭、医疗保健专业人员和社区的合作,需要专业人员提供个性化的离乳指导和支持。定期与儿科医生或专业的营养师交流,及时解决困难和提供专业的建议也是推动科学离乳的关键。

（陈钰仪）

第六章 通乳手法操作

第一节 乳房按摩手法

一、定义

乳房按摩是一种通过手法刺激乳房组织,以促进乳腺健康和乳汁流动的方法。它是一种常见的非药物性乳房护理方法,通过定期的按摩和刺激,可以改善乳房循环、减少乳腺堵塞和乳腺增生的风险,促进乳汁的排出和流动。

二、原则

乳房按摩是一种重要的疏通乳腺的方法,可以促进乳汁的流动和乳腺通畅。以下是乳房按摩在乳腺疏通中的原则:

1. 温热敷 在乳腺按摩之前,可以在乳房上使用温热敷或温暖的毛巾进行加热,以促进血液循环和放松乳腺组织。温热可以帮助软化乳房组织,使乳汁更容易流动。

2. 力度适中 可以使用指腹和手掌进行乳房按摩。从乳房的底部开始,向乳头的方向进行轻柔地揉捏、挤压和轻拍。使用合适的力度和温和的压力,以避免过度刺激和疼痛。

3. 遵循一定的方向和顺序 按摩的方向可以从上到下、从外到内或从内到外进行,以覆盖乳腺组织的不同部位。可以根据个人的需求和舒适度进行调整,但建议保持一定的顺序和一致性。

4. 不要按摩乳头 避免直接按摩乳头,因为乳头过度刺激可能导致乳汁分泌增多或刺激乳腺导管堵塞。

5. 乳房全面按摩 乳腺疏通中的乳房按摩需要覆盖整个乳房区域,包括乳房的上部、下部、外侧和内侧。使用适量的乳房按摩油或乳液,以避免皮肤摩擦和不适感。

6. 结合呼吸 在进行乳房按摩时,结合深呼吸和放松的状态,有助于放松身心,促进乳汁流通。

7. 合理选用按摩油或乳霜 可以选择适合的按摩油或乳霜,以减少皮肤摩擦,并提供滋润和保护作用。

8. 频率和时间 在乳腺疏通期间,乳房按摩可能需要进行多次而持续的操作,一般来说,每天进行 1~2 次按摩,每次 10~15 分钟。

9. 结合其他方法 乳房按摩在乳腺疏通中可以与其他方法结合使用,如温敷、乳腺按摩器等。结合不同的方法可以增加乳腺通畅和乳汁流动的效果。

乳房按摩在乳腺疏通中的原则是为了促进乳汁的流动和乳腺通畅。遵循这些原则可以确保乳房按摩的安全性和有效性,并提高乳腺疏通的效果。如果在进行乳房按摩时,母亲出现异常或疼痛加重等情况,应立即停止按摩,对症处理。

三、目标

在乳腺疏通中,乳房按摩的目标是促进乳汁的流动和乳腺的通畅,以缓解乳房堵塞和乳腺疼痛的症状。以下是乳房按摩在乳腺疏通中的目标。

1. 促进乳汁流动 乳房按摩通过刺激乳腺组织和乳房

肌肉,可以促进乳汁流动。通过合适的按摩技巧和压力,可以增加乳汁的排出和流动,减少乳腺堵塞和乳房不适。

2. **缓解乳房堵塞**　乳腺疏通的一个主要目标是缓解乳房堵塞。乳房按摩可以通过刺激乳腺组织和乳腺通道,帮助清除乳房中的积聚物和堵塞,减轻乳房胀痛和不适感。

3. **促进乳腺通畅**　乳房按摩可以刺激乳腺组织的血液循环和淋巴流动,有助于保持乳腺的通畅。通过乳房按摩,可以减少乳腺组织的充血和水肿,促进乳腺健康。

4. **放松乳腺组织**　乳房按摩可以通过轻柔的手法和温热敷,放松乳腺组织,减轻乳房紧张和压力。放松乳腺组织可以提高乳汁的流动性,促进乳汁排出,减少乳房不适和疼痛。

5. **预防乳腺问题**　乳房按摩可以作为一种预防措施,降低乳腺问题的风险。通过定期的乳房按摩,可以促进乳腺健康,恢复乳房正常功能,预防乳腺增生、乳房钙化和其他乳腺问题的发生。

乳房按摩在乳腺疏通中的目标是通过刺激乳腺组织和乳汁流动,减少乳房堵塞、缓解不适和促进乳腺健康。然而,乳房按摩在个体中的效果可能有所不同,因此建议在进行乳腺疏通和乳房按摩之前评估患者的病情,以进行个性化的指导。

四、实施流程

1. **评估**　在开始乳房按摩之前,首先进行乳房的自我评估。检查乳房是否有异常,如肿块、疼痛或异常分泌物等。如果发现任何异常,建议咨询医生或乳腺专家。

2. **准备**　准备一个安静舒适的环境,确保您可以放松身心。洗净双手,并准备适量的乳房按摩油或乳液。

3. 温热敷　在乳房按摩之前,可以使用温热敷或温暖的毛巾在乳房上加热几分钟。温热敷可以促进血液循环和乳腺组织的放松,使乳房更容易疏通。

4. 乳房全面按摩　使用指腹和手掌,开始从乳房的底部开始,以柔和的力度进行乳房按摩。可以选择揉捏、挤压、轻拍等手法,覆盖整个乳房区域,包括乳房的上部、下部、外侧和内侧。保持温和的力度,避免过度刺激和疼痛。在按摩的同时,可以使用拇指和示指轻轻挤压乳房,以帮助排出积聚在乳房中的乳汁。注意用力适度,避免过度挤压。

5. 方向和顺序　根据个人的需求和舒适度,可以选择从上到下、从外到内或从内到外的按摩方向。保持一定的顺序和一致性,以确保乳腺组织得到充分的刺激和按摩。

6. 频率和时间　根据个体的需求,可以每天进行乳房按摩,并保持每次按摩 5~10 分钟。根据个人情况进行调整,但避免过度按摩,以免引起不适或损伤。

7. 结束　在完成乳房按摩后,可以使用温水清洗乳房,或使用温热敷进行冷却,以舒缓乳房组织。

乳腺疏通中乳房按摩的实施流程是为了促进乳汁的流动和乳腺的通畅。然而,对于个别妇女,如存在乳房肿块、疼痛或其他乳房问题,建议在进行乳房按摩前咨询医生或乳腺专家的意见,以确保按摩的安全性和适宜性,并根据个人情况进行调整。

五、乳房按摩治疗可能存在的困难

1. 疼痛或不适　乳房按摩治疗可能会引起乳房疼痛或不适感。这可能是乳房堵塞、乳腺疾病或其他乳房问题引起的。在面对疼痛或不适时,治疗师需要调整按摩的力度、速度和技巧,最大程度地减轻症状并确保患者的舒适度。

2. 乳房组织过硬　某些患者可能会出现乳房组织过硬的情况,这可能是乳腺纤维化、乳腺增生等病理性变化引起的。这种情况下,乳房按摩治疗可能会面临困难,因为乳房组织硬度增加,按摩的效果可能受限。治疗师需要采用适当的手法和技巧,如温热敷、温和的挤压和揉捏,以帮助软化组织并促进乳腺疏通。

3. 缺乏协作和配合　乳房按摩治疗需要患者的主动合作和配合。有些患者可能对乳房按摩治疗持怀疑态度,或感到不适或尴尬。治疗师需要耐心解释治疗的目的和效益,并与患者建立良好的沟通和信任,以确保治疗的顺利进行。

4. 治疗时间和频率限制　乳房按摩治疗通常需要进行一定的时间和频率,以达到良好的效果。然而,患者可能因为工作、家庭或其他因素而无法保持长期持续治疗。治疗师可以与患者共同制订合理的治疗计划,根据个体情况进行适当的调整。

5. 需要专业指导　乳腺按摩是一项专业技术,需要经过专业培训和指导才能正确实施。治疗师可能需要具备相关知识和经验,以应对不同患者的乳腺问题和需求。此外,治疗师也需要持续学习和更新自己的知识,以提供最佳的治疗效果。

乳腺疏通中乳房按摩治疗可能面临一些困难,但通过个体化的治疗计划、与患者的合作和沟通、专业知识和技巧的运用,这些困难可以被克服。在治疗过程中,治疗师需要密切关注患者的反馈和症状变化,并随时调整治疗策略,以确保治疗的安全性和有效性。

第二节　徒手挤奶

一、定义

徒手挤奶是一种通过使用双手直接对乳房进行轻柔按摩和挤压的技术，以促进乳汁的排出和乳腺的通畅。该技术通常用于促进乳汁流动、缓解乳房堵塞和乳腺疼痛，以及帮助妇女在需要时采集乳汁。

二、原则

在乳腺疏通中，徒手挤奶是一种常见的技术，用于促进乳腺通畅和乳汁流动。以下是在乳腺疏通中徒手挤奶的原则。

1. 卫生和洁净　在进行徒手挤奶之前，确保双手洗净并消毒，以避免细菌感染或污染的风险。使用干净的毛巾或纸巾擦拭乳房，确保乳房表面干燥和清洁。

2. 舒适和放松　为了促进乳汁流动和乳腺疏通，妇女需要保持舒适和放松的状态。选择一个安静舒适的环境，放松身体和思绪。可以使用温热敷或温暖的毛巾在乳房上加热几分钟，以帮助乳房组织放松。

3. 适度的力度　在徒手挤奶过程中，需要掌握适度的力度。使用适当的手法和力度，以避免过度刺激或疼痛，同时确保乳汁的流动和排出。适度的力度可以根据个人的感受和乳房的反应进行调整。

4. 适当的手法　有多种徒手挤奶的手法可供选择，如手指揉捏、手指挤压和手掌按摩等。选择适合自己的手法，并根据乳房的需要进行调整。可以根据乳房的形状和大小，采用适当的手法和合适的手指位置来实施挤奶。

5. 持续而有规律　徒手挤奶需要持续而有规律地进行，以保持乳汁的流动和乳腺的通畅。建议每天定时进行挤奶，持续一段时间，以确保乳腺的排空和乳汁的流动。

6. 安全和舒适为先　在进行徒手挤奶时，安全和舒适性是最重要的原则。如果感到疼痛、不适或出现异常情况，应立即停止挤奶。徒手挤奶只适用于乳腺疏通和乳汁流动的正常情况。对于存在乳房问题、乳腺疾病或其他疑虑的妇女，建议在进行徒手挤奶之前咨询医生或乳腺专家的意见，以确保挤奶的安全性和适用性。

三、目标

在乳腺疏通中，徒手挤奶的目标是促进乳汁的排出和乳腺的通畅，以维持乳房的健康和乳汁的正常流动。

1. 促进乳汁流动　徒手挤奶的主要目标是刺激乳腺组织，增加乳汁的流动。通过按摩和挤压乳房，可以促进乳汁的排出，减少乳房堵塞和乳腺堵塞。

2. 缓解乳房疼痛和不适　乳房堵塞和乳腺堵塞常常伴随着乳房疼痛和不适。徒手挤奶可以通过减轻乳腺压力和促进乳汁排出，缓解乳房疼痛和不适感。

3. 帮助乳腺通畅　乳腺疏通的目标之一是保持乳腺的通畅和健康。徒手挤奶可以帮助预防和解决乳腺堵塞、囊肿等问题，维持乳腺的正常功能。

4. 支持哺乳和乳汁采集　徒手挤奶也可以用于支持哺乳和乳汁采集。通过挤奶，可以帮助妇女更好地掌握乳汁的流动和哺乳技巧，同时在需要采集乳汁的情况下，可以方便地收集乳汁样本。

5. 舒适和放松 徒手挤奶的过程可以提供舒适和放松的体验,有助于减轻焦虑和压力。这对于妇女的身心健康和乳汁流动都是有益的。

总之,在乳腺疏通中,徒手挤奶的目标是促进乳汁流动、缓解乳房疼痛和不适、保持乳腺通畅、支持哺乳和乳汁采集,并使妇女舒适和放松。这些目标旨在维持乳腺健康和促进乳汁的正常流动,从而促进妇女的整体健康和产后护理。

四、操作步骤

1. 准备工作 将双手洗净并消毒,选择一个安静舒适的环境进行挤奶。确保乳房和手部干燥。

2. 姿势调整 选择一个舒适的坐姿或卧姿,保持身体放松,并将乳房暴露出来。可以使用枕头或垫子来支撑身体,以获得更好的姿势。

3. 加热乳房 使用温热敷或温暖的毛巾在乳房上加热几分钟,以帮助乳房组织放松和乳汁流动。

4. 手部准备 使用示指和中指的指腹,轻轻涂抹乳房表面的乳房油或乳液,以减少摩擦和揉搓时的不适感。

5. 开始挤奶 将示指和中指放置在乳房的外围位置,轻轻向内旋转并向乳头方向移动,以按摩和刺激乳腺组织。可以使用轻柔地揉捏、挤压或按摩的手法,以适当的力度和速度进行挤奶。

6. 乳房区域划分 根据乳房的大小和形状,将乳房分成若干个区域,依次按摩每个区域。可以通过手指的移动和乳房的轻度挤压,促进乳汁的流动和排出。在挤奶的过程中,注意观察乳房的反应和乳汁的流动情况。如果出现任何异常的疼痛、不适或异常分泌物,应立即停止挤奶。

7. **持续挤奶** 持续按摩和挤压乳房,直到乳汁开始流出。可以使用手指的轻压和揉捏,沿着乳房的方向进行挤奶,并逐渐向乳头推进。

8. **切换乳房** 如果需要挤奶两侧乳房,可以在完成一侧乳房的挤奶后,先休息片刻,再切换到另一侧乳房进行挤奶。重复上述步骤,直到乳汁排空或达到自己的目标。

9. **清洁和保养** 在挤奶完成后,用温水和温和的肥皂清洁双手,并彻底清洗乳房。用干净的毛巾或纸巾轻轻擦拭乳房,确保乳房表面干燥和清洁。

以上是徒手挤奶的一般实施流程。然而,每个人的体验和技巧可能有所不同,因此建议咨询医生或乳腺专家的建议,以获得个性化的指导和建议。

五、徒手挤奶可能会面临的困难

1. **乳腺堵塞** 当乳腺发生堵塞时,乳房组织会变得坚硬和肿胀,乳汁排出困难。这可能需要更多的时间和力度来刺激乳腺组织,以促进乳汁的流动。

2. **乳头敏感或疼痛** 某些乳房问题,如乳头破裂、乳头炎症等,使得乳头变得敏感或疼痛。这可能导致徒手挤奶时不适感增强,出现挤奶困难。

3. **乳房形状和大小** 乳房的形状和大小差异很大,有些乳房较小,有些乳房较大。对于一些乳房形状特殊或较大的妇女,徒手挤奶可能需要更多的技巧和耐心。

4. **缺乏经验和技巧** 对于没有经验或不熟悉徒手挤奶技巧的人来说,开始时可能会遇到困难。需要一定的时间和实践来掌握正确的手法和力度,以有效地进行徒手挤奶。

5. **心理压力和焦虑** 一些妇女可能由于心理压力、焦虑或紧张而面临困难。这可能会影响身体的放松和乳汁的流动,导致挤奶困难。

6. 乳房感染或炎症　乳房感染或炎症会导致乳房肿胀、疼痛和不适感。在这种情况下,徒手挤奶可能会更加困难和痛苦。

7. 健康问题　一些妇女可能有健康问题,如乳腺囊肿、乳腺瘤等,这些问题可能会导致乳房不适和乳汁排空困难。

在面对这些困难时,需要提供个性化的建议和技巧,帮助克服困难,确保安全和有效的乳腺疏通。

第三节　淋　巴　引　流

一、概述

淋巴引流(lymphatic drainage)是一种经典的物理治疗手法,源自欧洲,并已有近100年的历史。它是一种被循证医学证明有效的淋巴水肿治疗方法之一。淋巴引流有时也被称为淋巴回流,这是因为它通过刺激淋巴系统的流动,促进淋巴液的回流。

研究发现,使用淋巴引流可以有效减轻生理性乳胀时的乳房胀痛和肿胀的症状。它通过特定的手法和技术,刺激乳腺区域的淋巴通路,增加淋巴液的流动速度和量,有助于清除乳房中积聚的液体和废物,减轻乳房不适感。此外,淋巴引流还可以改善乳腺管的通畅程度,促进乳汁的排出。

淋巴引流在临床实践中被广泛推广和应用。它被用于治疗各种引起的乳房胀痛和肿胀,包括生理性乳胀、哺乳期乳腺炎等。需要注意的是,淋巴引流应该由受过专业训练的医疗专业人员（如物理治疗师或按摩师）进行操作，以确保正确的手法和适当的施压力度。

二、乳房淋巴回流的路径

（一）乳房内淋巴回流

1. 乳腺小叶　乳房内最基本的结构单位是乳腺小叶，乳腺小叶之间有丰富的淋巴间质。乳腺小叶内的淋巴液首先通过乳腺小叶间的淋巴管进入乳腺间质。

2. 乳腺间质　乳腺间质是乳腺小叶之间的结缔组织，其中存在许多细小的淋巴管。乳腺间质中的淋巴液通过这些细小的淋巴管进一步流向乳房区域的淋巴结。

3. 腋窝淋巴结（腋下淋巴结）　乳腺区域的淋巴液主要流向腋窝淋巴结。腋窝淋巴结位于乳房下方和腋窝区域，是乳腺淋巴引流的主要目的地。从乳腺区域的淋巴管聚集的淋巴液进入腋窝淋巴结。

4. 锁骨上淋巴结　乳腺区域的一部分淋巴液也会流向锁骨上淋巴结，位于胸锁乳突肌附近。

（二）淋巴系统的进一步引流

从腋窝淋巴结或锁骨上淋巴结出发，淋巴液会进一步流向颈淋巴结区域、锁骨下淋巴结和纵隔淋巴结。这些淋巴结分布在颈部、锁骨下和胸腔中，与淋巴管相连。

淋巴液最终会进入体内的大淋巴管，例如颈深淋巴管、胸导管等，最后回流至体循环系统。

需要注意的是，乳房淋巴回流的路线可能会因个体差异、疾病或其他因素而有所改变。因此，在具体的临床情况下，医生或乳腺专家会根据患者的具体情况进行评估和处理。

三、原则

基于淋巴系统的解剖和生理特征,为了促进乳腺区域淋巴液的流动和引流,需要注意以下原则。

1. 施加适当的压力 在乳腺疏通中,需要施加适度而均匀的压力,以轻柔而适度的力度进行,以刺激乳腺区域的淋巴通路。这有助于改善淋巴管道的收缩和扩张,促进淋巴液的流动。

2. 使用特定的手法和技术 淋巴引流应该使用特定的手法和技术,如轻柔地按摩、挤压和推拿等,以刺激淋巴液的引流。这些手法旨在模拟淋巴系统的自然流动,促进淋巴液在乳腺区域的循环。

3. 沿着淋巴通路进行操作 淋巴引流应该沿着淋巴通路进行操作,以便最大程度地促进淋巴液的引流。淋巴通路通常是从乳房向乳腺区域的淋巴结,然后进一步流向身体其他部位的淋巴系统。

4. 结合适当的呼吸 在进行淋巴引流时,呼吸配合是重要的。通过深呼吸和缓慢的呼气,可以增加腹部和胸廓的活动,促进淋巴液的流动和引流。

淋巴引流应根据个体的情况和症状进行个体化的处理。不同人的淋巴系统之间可能存在差异,因此应根据患者的具体情况和需求,调整淋巴引流的手法和压力。

四、目标

在乳腺疏通中,淋巴引流的目标是促进乳腺区域淋巴液的循环和引流,以减轻乳腺堵塞和炎症,改善乳房健康。以下是乳腺疏通中淋巴引流的目标。

1. 促进淋巴液的流动 乳腺疏通中的淋巴引流旨在刺激和促进乳腺区域的淋巴液流动。通过特定的手法和技术，可以增加淋巴管道的收缩和扩张，提高淋巴液的流动速度和量。

2. 清除废物和代谢产物 淋巴引流有助于清除乳腺区域积聚的废物、代谢产物和液体。通过增加淋巴液的引流，可以有效清除乳腺组织中的代谢废物，从而改善乳腺的清洁和健康。

3. 减轻乳腺堵塞和炎症 乳腺堵塞和炎症是乳腺问题的常见症状，如乳房胀痛、乳腺炎等。通过促进淋巴液的循环和引流，可以减轻乳腺堵塞和炎症，缓解相关症状。

4. 维护乳房健康 淋巴引流有助于维护乳房的健康。通过促进淋巴液的流动，可以改善乳腺的血液循环、新陈代谢和免疫功能，提高乳房组织的健康状态。

总之，乳腺疏通中的淋巴引流旨在促进淋巴液的循环和引流，清除废物和代谢产物，减轻乳腺堵塞和炎症，维护乳房健康。通过专业的操作和个体化的调整，可以实现这些目标，改善乳腺的状况和乳房的舒适感。

五、应用前景

在乳腺疏通中，淋巴引流的开展前景非常广阔。淋巴引流作为一种非侵入性的治疗方法，已经被广泛应用于乳腺疾病的预防和治疗。

1. 乳腺健康维护 淋巴引流可以促进乳腺区域淋巴液的循环和引流，帮助清除废物和代谢产物，减轻乳腺堵塞和炎症，维护乳腺的健康。通过定期进行淋巴引流，可以有效预防乳腺疾病的发生和进一步恶化。

2. 乳房疾病的辅助治疗　淋巴引流可以作为乳腺疾病的辅助治疗方法,如乳腺增生、乳腺炎、乳腺囊肿等。通过促进淋巴液的流动和引流,可以减轻症状,促进病变的吸收和康复,提高治疗效果。

3. 乳腺手术的康复　对于接受乳腺手术的患者,淋巴引流可以帮助恢复手术后的淋巴循环和引流功能。淋巴引流可以减轻手术后的水肿和疼痛,促进伤口愈合,提高患者的生活质量。

4. 乳腺癌的辅助治疗　对于乳腺癌患者,淋巴引流可以帮助清除肿瘤周围的淋巴液,减少转移和复发的风险。淋巴引流还可以减轻术后的淋巴水肿和疼痛,促进患者的康复和生活质量的提高。

随着淋巴引流在乳腺疏通中的应用增多,对护理人员进行相关技术的培训将成为重要的发展方向。通过提高护理人员的专业技能和知识水平,可以促进乳腺疏通和淋巴引流的效果和安全性。

总之,乳腺疏通中淋巴引流的开展前景广阔。随着对乳腺健康的重视和对非侵入性治疗方法的需求增加,淋巴引流将在乳腺疾病预防、治疗和康复中发挥重要作用。未来的研究和实践将进一步完善淋巴引流的技术和应用,为乳腺疾病患者带来更好的治疗效果和生活质量。

（陈钰仪）

第七章　特殊母婴的母乳喂养支持

第一节　概　　述

一、概述

母乳喂养支持是通过全面的、专业的和个性化的护理和指导,帮助产妇建立和维持满意的母乳喂养关系的过程。它是一种基于科学证据的实践,旨在提供产妇所需的信息、技能和情感支持,以促进母乳喂养的成功和持续。

二、母乳喂养支持的关键要素

1. 提供专业指导　专业的护理人员,如产科医生、助产士、儿科医生和经过培训的母乳喂养顾问,为产妇提供专业的指导和建议。这包括乳房解剖学、乳头和乳晕的保健、正确的喂养姿势和吸吮技巧等方面的知识。母乳喂养支持不仅提供基本的技术指导,还致力于解决产妇在母乳喂养过程中遇到的问题和困扰。如乳头疼痛、乳房充血、乳腺炎等。

2. 早期接触和皮肤接触　早期接触和皮肤接触是母乳喂养支持的重要组成部分。通过促进新生儿和产妇之间的早期接触和皮肤接触,可以促进早期哺乳和母乳喂养的建立。

3. 持续的支持和跟进　母乳喂养支持需要持续的支持和跟进。这包括在产妇出院后继续提供指导和支持,以确保母乳喂养的持续成功,并解决后续问题和困扰。

4. 情感支持和信息教育　母乳喂养支持不仅关注技术方面,还注重情感支持和信息教育。通过提供情感支持和鼓励,帮助产妇建立信心和积极的母乳喂养体验。此外,提供准确的医学信息和教育,帮助产妇做出明智的决策。

5. 多学科团队合作　母乳喂养支持需要多学科团队的合作,包括产科医生、助产士、儿科医生、护士、营养师和社会工作者等。这些专业人员通过协作工作,提供全面的支持和护理,确保产妇和新生儿的母乳喂养取得成功。

母乳喂养支持的目标是建立一个安全、愉快和满意的母乳喂养关系,为新生儿提供最佳的营养和健康。通过提供专业的支持和指导,母乳喂养支持有助于改善产妇的满意度、促进早期哺乳和建立持续的母乳喂养关系。

三、特殊母婴母乳喂养支持的必要性

特殊母婴包括早产儿、低出生体重儿、多胞胎儿、疾病儿、残疾儿以及母亲患有特定疾病等情况。在这些特殊情况下,母乳喂养支持的必要性尤为重要。

1. 提供营养需求　特殊母婴往往有更高的营养需求。母乳喂养支持可以确保特殊母婴获得适当的营养,满足其生长和发育的需要。母乳提供了独特的营养成分,有助于预防和控制特殊母婴可能面临的健康问题。

2. 免疫保护　母乳喂养对于特殊母婴来说尤其重要,因为母乳中含有丰富的免疫因子,可以提供额外的免疫保护。对于早产儿和低出生体重儿来说,母乳中的抗体和免疫细胞可以帮助他们抵御感染和疾病。

3. 促进生理发育　母乳喂养支持可以促进特殊母婴的生

理发育。早产儿和低出生体重儿由于未能在子宫内完成正常的生长和发育,因此需要额外的关注和支持。母乳喂养可以提供适当的营养和生长因子,有助于促进其器官和系统的正常发育。

4. 促进情感发展　母乳喂养支持有助于促进特殊母婴的情感发展。接触母亲的皮肤、亲密接触和哺乳的过程可以增强母婴之间的情感连结,有助于建立安全和稳定的关系。这对于特殊母婴来说尤为重要,可以提供安全感和情感支持。

5. 对母亲的健康益处　母乳喂养不仅对婴儿有益,对母亲自身也有许多健康益处。特殊母婴的母亲经常面临各种挑战和压力,母乳喂养支持可以帮助她们缓解压力、提高自信心,并提供情感支持。

6. 预防疾病　母乳喂养支持可以预防特殊母婴可能面临的一些疾病。例如,早产儿和低出生体重儿接受母乳喂养可以减少呼吸道感染、坏死性小肠结肠炎和败血症的风险。

特殊母婴母乳喂养支持的必要性在于提供适当的营养、免疫保护、促进生理发展和情感发展,预防疾病,并对母亲的健康有益。通过提供特殊母婴所需的个性化支持和指导,可以帮助他们建立健康的母乳喂养关系,促进他们的生长、发育和健康。

四、特殊母婴母乳喂养支持面临的困难

1. 技术和专业知识不足　特殊母婴的母乳喂养需要特定的技术和专业知识。然而,许多医护人员和母乳喂养顾问在特殊母婴的喂养中可能缺乏足够的经验和培训。这导致在提供母乳喂养支持时,可能出现不确定性和不一致性。

2. 母乳供应不足　特殊母婴一般需要更多的母乳供应,但有些母亲可能面临乳量不足或无法满足特殊母婴的需求。这可能是由于婴儿的吸吮困难、产后应激、早产等。缺乏足够

的母乳供应给特殊母婴的母乳喂养带来了挑战。

3. 专业人员支持不足　在许多医疗机构和社区中,特殊母婴母乳喂养支持的专业人员资源可能不足。这导致无法给产妇提供充分的个性化支持和跟进,而特殊母婴和母亲可能无法获得所需的支持和指导。

4. 母乳喂养知识的不足　部分特殊母婴的家庭可能缺乏关于母乳喂养的知识和意识。这可能导致对母乳喂养的误解、实践不当和缺乏信心,使得母乳喂养支持更加困难。

5. 情感和心理挑战　特殊母婴和母亲在母乳喂养过程中面临的情感和心理挑战也是困难之一。例如,母亲可能感到焦虑、压力和沮丧,特殊母婴可能由于吸吮困难或其他健康问题而引起挫折感。

6. 医疗环境限制　许多医疗环境可能存在限制,如人手不足、时间限制和资源有限。这可能限制了特殊母婴母乳喂养支持的提供和持续性。

克服这些困难需要加强专业人员的培训和教育,提供更多的支持和资源,加强母乳喂养知识的宣传和普及。此外,还需要建立合适的协作机制,提供跨学科团队的支持,以满足特殊母婴母乳喂养支持的需求。

（翟耀杰）

第二节　新生儿生理性黄疸

一、定义

生理性黄疸是新生儿期最常见的黄疸形式之一,通常出现在出生后的数天内,并在出生后的第1~2周逐渐减退。它是由于新生儿肝脏对胆红素的代谢能力尚未完全成熟,导致胆红素在血液中积累而引起的。

二、特点

1. 时间特征 生理性黄疸通常在出生后的 2~3 天内开始出现,达到峰值后逐渐减退。大多数情况下,黄疸会在出生后的第 1 周内开始减轻,并在第 2 周内完全消退。

2. 黄疸的表现 生理性黄疸主要表现在面部、眼白、头皮和四肢的皮肤中,呈现黄色。这是由胆红素在皮肤和黏膜组织中的沉积所致。

3. 黄疸程度 生理性黄疸的程度可以从轻度到中度不等。在大多数情况下,黄疸程度轻微,不会对新生儿的健康产生明显的不良影响。

4. 胆红素水平 生理性黄疸的胆红素水平通常高于出生时的基线水平,但一般不会达到引起神经系统损害的危险水平。正常情况下,胆红素水平会在黄疸达到峰值后逐渐下降。

5. 其他症状 生理性黄疸一般没有其他伴随症状,如体温升高、食欲不振或呕吐等。

6. 自然消退 生理性黄疸通常是自限性的,不需要特殊的治疗措施。随着肝脏功能的逐渐成熟,胆红素代谢能力会提高,黄疸会逐渐消退。

生理性黄疸的发生是正常的生理过程,不需要过度担心。然而,医务人员需要密切监测黄疸的程度和持续时间,并根据具体情况判断是否需要进一步地评估和处理。在某些情况下,如黄疸持续时间较长或胆红素水平升高,可能需要进一步排除其他潜在原因,或采取相应的治疗措施。及时诊断和管

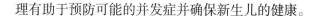

理有助于预防可能的并发症并确保新生儿的健康。

三、病因

生理性黄疸是由于新生儿肝脏对胆红素的代谢能力尚未完全成熟而引起的,在生理条件下发生的一种正常生理现象。以下是生理性黄疸发生的原因。

1. 胆红素生成增加 胆红素是由红细胞分解产生的,而新生儿的红细胞寿命相对较短。因此,在新生儿体内产生的胆红素相对较多。

2. 肝脏功能不完全成熟 新生儿的肝脏在出生后需要一段时间来完全发育和成熟,包括胆红素的代谢和排泄能力。肝脏酶的数量和活性可能尚未达到成人水平。

3. 肠道菌群的变化 新生儿的肠道菌群需要时间来建立和稳定。肠道菌群的改变可以影响胆红素的肠道转运和重吸收,从而增加胆红素在循环中的含量。

4. 乳汁摄入不足 乳汁中含有乳糖,乳糖能够增加胆红素的肠道吸收。如果乳汁摄入不足,胆红素在肠道中的吸收可能会减少,导致胆红素在血液中不断积累。

这些因素的共同作用导致了生理性黄疸的发生。一般而言,生理性黄疸在新生儿出生后的 2~3 天内开始出现,在第 1 周内逐渐减退。随着肝脏功能的成熟和肠道菌群的建立,胆红素的代谢和排泄能力会逐渐提高,黄疸会自行消退。生理性黄疸是一种正常的生理现象,通常不需要特殊的治疗,只需要密切观察和适当的支持性护理即可。

四、临床表现

1. 皮肤和黏膜黄疸 生理性黄疸表现为皮肤和黏膜的

黄疸,通常从面部开始,逐渐扩展到颈部、胸部、四肢和躯干。黄疸程度可以根据黄疸的强度和扩展程度来评估。

2. 眼白黄疸　除了皮肤,生理性黄疸还可能导致眼白的黄疸,即眼睛的白色部分变黄。这是胆红素在眼白血管中的积聚所致。

3. 黄疸的进展　生理性黄疸通常在出生后的2~3天内开始出现,然后逐渐减退。黄疸的进展可以根据黄疸的强度和范围来评估。一般而言,黄疸会在出生后的第1周内开始减轻,然后在第2周内完全消退。

4. 无其他症状　生理性黄疸的新生儿通常没有明显的其他症状。他们的一般行为、食欲和睡眠通常是正常的。如果伴有其他异常症状如体温升高、呕吐、食欲不振、异常行为等,可能需要进一步地评估和处理。

总的来说,生理性黄疸是一种通常无害的、自限性的疾病。黄疸通常会自然消退,而无需特别的治疗。然而,医务人员应密切监测黄疸的程度和持续时间,并根据具体情况判断是否需要采取进一步的措施,以排除其他潜在病因或并发症。及时的诊断和管理对于确保新生儿的健康和预防可能的并发症至关重要。

五、母乳喂养对生理性黄疸的影响

1. 促进排便　母乳喂养通常需要频繁而充分的喂养,这有助于刺激新生儿的肠道蠕动,促进肠道中胆红素的排泄。频繁排便有助于排出体内过多的胆红素,促进黄疸的减退。

2. 提供充足的水分　母乳中含有足够的水分,可以确保新生儿充分的水合作用。水合作用也有助于血液循环和胆红素的代谢与排泄。

3. 丰富的营养 母乳中含有丰富的营养物质,如蛋白质、脂肪、维生素和微量元素等。这些营养物质有助于新生儿的生长发育和各种生物代谢过程,有助于提高肝脏代谢功能,进而促进胆红素的代谢和排泄。

4. 抗氧化和免疫因子 母乳中含有丰富的抗氧化物质和免疫因子,可以保护新生儿的肝脏和其他器官免受氧化应激和炎症的损害。这些因子有助于减轻胆红素对肝脏的潜在损害,促进黄疸的缓解。

5. 乳糖促进胆红素吸收 母乳中含有丰富的乳糖,乳糖能够促进胆红素在肠道的吸收。乳糖通过肠道细胞膜上的特定载体进行吸收,有助于胆红素的转运和代谢。

总体而言,母乳喂养对于新生儿生理性黄疸的处理起到积极作用。然而,对于新生儿的黄疸,仍需医务人员密切监测黄疸的程度和持续时间,并在必要时进行进一步的评估和处理。及时的诊断和管理对于确保新生儿的健康和预防可能的并发症非常重要。医务人员的定期随访和咨询可以为产妇提供更详细的指导和建议。

六、母乳喂养支持策略

1. 鼓励频繁喂养 母乳喂养应该尽可能频繁进行,以确保新生儿摄入足够的乳汁。频繁的喂养可以刺激肠道蠕动,促进胆红素的排泄。

2. 充分吸吮 确保新生儿能够充分吸吮乳汁,以保证足够的乳汁摄入量。适当的吸吮可以促进肠道蠕动和胆红素的代谢。

3. 保持良好的喂养姿势 母亲应采用适当的喂养姿势,确保新生儿的头部、脖子和身体都得到正确的支撑。这有助于新生儿正确地吸吮乳汁,避免吸吮困难和不适。

4. 保持乳房清洁 母亲应注意保持乳房的清洁,并及时清除乳头上的残留乳汁。这有助于避免感染,并促进乳汁流动。

5. 饮食调整 母亲在哺乳期间应保持合理的饮食,营养均衡。饮食应包括充足的蛋白质、维生素和微量元素,以支持乳汁的营养价值。

6. 定期随访和监测 新生儿在黄疸期间应定期进行随访和监测,以确保黄疸的程度和持续时间在可接受范围内。医务人员会评估喂养情况和黄疸的进展,并根据需要提供进一步指导和支持。

需要注意的是,对于生理性黄疸,一般不需要特殊的治疗。母乳喂养通常对于新生儿的黄疸有积极的影响。然而,如果黄疸持续时间较长或伴有其他异常症状,可能需要进一步地评估和处理。医务人员会根据具体情况提供个体化的建议和支持,以确保新生儿的健康和发展。

七、生理性黄疸的母乳喂养支持在实践中面临的困难

1. 乳汁摄入量不足 虽然母乳喂养对于生理性黄疸有积极的影响,但有些新生儿在开始阶段可能无法充分吸吮乳汁,导致乳汁摄入量不足。这可能会影响胆红素的代谢和排泄。

2. 吸吮困难 有些新生儿可能会遇到吸吮困难,无法正确吸吮乳汁。这可能是由于新生儿的口腔解剖结构异常、肌肉控制不足等原因导致的。吸吮困难可能会影响乳汁摄入和黄疸的处理。

3. 乳汁供应不足 有些母亲可能面临乳汁供应不足的问题,无法满足新生儿的喂养需求。乳汁供应不足可能导致新生儿饥饿和乳汁摄入不足,进而影响黄疸的处理和恢复。

4. 乳头问题 母亲在哺乳期间可能遇到乳头问题,如乳

头裂伤、乳头炎等。这些问题可能导致母亲的疼痛和不适,影响母乳喂养的进行。

5. 母亲的身体和心理健康问题　母亲可能面临身体和心理健康问题,如产后恢复不良、抑郁等。这些问题可能影响母亲的乳汁供应和母乳喂养的进行。

6. 家庭和社会支持不足　家庭和社会的支持是母乳喂养的重要因素之一。然而,有些母亲可能面临支持不足的问题,如家庭成员对母乳喂养的态度不支持、工作和生活压力等。这些因素可能影响母乳喂养的成功和持续。

面对这些困难,医务人员应提供全面的支持和指导,包括解决乳汁供应问题、乳头护理、吸吮技巧指导、母亲的身体和心理健康支持等。同时,与家庭成员和社会资源的合作和支持也是关键,以帮助母婴建立良好的母乳喂养关系。

（黄欣茵）

第三节　新生儿病理性黄疸

一、定义

新生儿病理性黄疸是指在新生儿期间由于各种病理性原因导致胆红素代谢紊乱,引起黄疸的疾病状态。与生理性黄疸不同,病理性黄疸通常在出生后的前几天内发生,并且较为严重。

二、病因

1. 肝细胞性黄疸　肝细胞性黄疸是由于新生儿肝脏内胆红素代谢或转运异常导致的黄疸。常见的病因包括新生儿肝炎、先天性代谢异常（如吉尔伯特综合征、克 - 纳综合征）、药物或毒物损伤等。

2. 胆汁淤积型黄疸 胆汁淤积型黄疸是由于新生儿胆道梗阻或胆汁排泄异常导致的黄疸。胆汁淤积可能由胆管梗阻、胆囊疾病、胆管炎等因素引起。

3. 输血反应 在新生儿输血过程中,可能会引起输血反应,其中一种表现就是黄疸。输血反应可能由 ABO 血型不合、Rh 血型不合等因素引起。

4. 其他原因 还有一些其他原因也可能导致新生儿病理性黄疸的发生,如新生儿肝肿瘤、新生儿败血症、新生儿溶血病等。

新生儿病理性黄疸的诊断需要综合考虑患儿的临床表现、实验室检查和影像学等综合资料,及早明确病因并制订相应的治疗方案。

三、临床表现

1. 皮肤和黏膜黄疸 新生儿病理性黄疸的主要表现是皮肤和黏膜呈现黄色。黄疸可从面部开始蔓延至全身,包括眼球、口腔黏膜、甲床等部位。黄疸的程度可以根据胆红素的浓度和代谢障碍情况来评估。

2. 食欲不振和体重下降 新生儿病理性黄疸可能导致食欲减退,影响新生儿的摄食量,进而导致体重下降。

3. 尿液和粪便变化 黄疸的新生儿可能会出现尿液变深和粪便变浅的情况。尿液变深是由于胆红素代谢产物在尿液中的排泄增加,而粪便变浅则是由于胆汁排泄异常导致胆汁中胆红素含量减少。

4. 肝大 新生儿病理性黄疸时,肝脏可能会出现肿大情况,临床上可以通过触诊来检查。

5. 其他症状 在一些严重的病理性黄疸情况下,新生儿可能会出现乏力、呕吐、腹泻、发热等症状,这些症状可能与原发病因有关。

需要注意的是,新生儿病理性黄疸的临床表现可能因病因和严重程度而有所不同。因此,准确诊断和制订治疗方案需要综合考虑患儿的临床表现、实验室检查和影像学等综合资料。医务人员应及时监测新生儿的黄疸程度和进展,并根据具体情况采取相应的治疗措施。

四、母乳喂养对新生儿病理性黄疸的影响

1. 膳食因素 母乳是新生儿最佳的营养来源,其中包含了多种营养物质和抗氧化剂,有助于新生儿发育和免疫功能的增强。然而,母乳中维生素 K 的含量相对较低,可能无法满足新生儿的需求,维生素 K 是合成凝血因子的关键物质,缺乏维生素 K 可能会增加新生儿病理性黄疸的风险。

2. 胆汁排泄 母乳喂养有助于促进肠道蠕动和胆汁排泄,这在一定程度上有助于预防新生儿病理性黄疸。胆汁排泄可促进胆红素的排泄,减少其在血液中的积聚。

3. 黄疸处理 母乳喂养在一些情况下可能会延迟黄疸的处理。母乳喂养的新生儿黄疸减退可能需要更长时间,因为母乳中的乳糖可促进肠道细菌群的生长,细菌群的代谢活动会产生胆红素。然而,延迟处理黄疸可能会导致黄疸的严重程度增加。

综合而言,母乳喂养对新生儿病理性黄疸的影响存在一定的复杂性。母乳喂养有助于提供全面的营养和免疫支持,但对于维生素 K 的摄入可能存在局限性。在决定是否进行母乳喂养时,应综合考虑新生儿的个体情况、家族病史和专业

医生的建议,并在必要时进行维生素 K 的预防性补充。医务人员应密切监测新生儿的黄疸程度和进展,并根据具体情况采取相应的治疗措施。

五、母乳喂养支持策略

新生儿病理性黄疸是一个需要综合治疗的疾病,而母乳喂养在支持新生儿病理性黄疸的治疗中起着重要的作用。

1. 母乳喂养的优势 母乳喂养对新生儿病理性黄疸的支持策略包括充分鼓励和支持母乳喂养。母乳喂养提供了丰富的营养物质和免疫因子,有助于提升新生儿的免疫系统功能,促进整体发育。

2. 频繁喂养 对于新生儿病理性黄疸的母乳喂养支持,建议采用频繁喂养的策略。频繁喂养可以促进胆汁的排泄,帮助新生儿更快地清除体内的胆红素。

3. 充分吮吸 母乳喂养时,鼓励新生儿充分吮吸乳头,以促进乳汁的流动和胃肠蠕动,有助于增加胆汁排泄和黄疸的清除。

4. 观察黄疸程度 在母乳喂养中,建议密切观察新生儿的黄疸程度和进展。黄疸的严重程度应由专业医生进行评估,并根据具体情况决定是否需要采取进一步的治疗措施。

5. 维生素 K 补充 母乳中维生素 K 的含量较低,可能无法满足新生儿的需要。因此,在母乳喂养的新生儿中,可能需要进行维生素 K 的预防性补充,以减少出血风险和病理性黄疸的发生。

需要注意的是,在制定支持新生儿病理性黄疸母乳喂养策略时,应根据患儿的具体情况、家族病史和专业医生的建议进行个体化的决策。医务人员应提供充分的支持和指导,以确保母乳喂养的安全和有效性,并根据需要进行补充治疗。

六、母乳喂养支持中存在一些困难

1. 维生素 K 的摄入　母乳中维生素 K 的含量相对较低,可能无法满足新生儿的需要。维生素 K 是合成凝血因子的关键物质,缺乏维生素 K 可能会增加新生儿病理性黄疸的风险。然而,给新生儿进行维生素 K 的预防性补充可能存在一定的困难,包括确定剂量和给药途径等问题。

2. 母乳产量和乳汁流动　对于新生儿病理性黄疸的母乳喂养支持,母乳产量和乳汁流动可能是一个困扰。新生儿可能需要摄取较大量的母乳来促进胆汁的排泄和黄疸的清除,但有些母亲可能面临乳汁不足或乳汁流动不畅的问题。

3. 频繁喂养和夜间喂养　频繁喂养是母乳喂养支持中的一个重要策略,但对于一些母亲来说,频繁喂养可能带来困扰。尤其是夜间喂养,可能会影响母亲的休息和睡眠,给母婴双方带来一定的困难。

4. 母亲乳腺问题　有些母亲可能面临乳腺问题,如乳腺堵塞、乳腺炎等,这可能影响乳汁的流动和产量,给母乳喂养带来困难。乳腺问题的处理可能需要医生和专业人员的支持和指导。

5. 累积压力和焦虑感　新生儿病理性黄疸的母乳喂养支持可能需要长期维持,这可能给母亲带来累积压力和焦虑感。母亲需要面对疾病的不确定性、喂养时间和频率的安排等问题,这可能对母亲的心理和情绪产生一定的影响。

在面对这些困难时,重要的是提供充分的支持和指导,包括医生、护士和乳腺顾问的专业建议。医务人员应与母亲沟通,帮助她们克服困难并建立合适的支持网络。同时,合理的心理支持和教育也是至关重要的,以确保母乳喂养成功和持续。

(黄欣茵)

第四节　新生儿住院期间

一、新生儿住院期间的母乳喂养支持国内外现状

(一)国外现状

在许多发达国家,新生儿住院期间的母乳喂养得到广泛支持和重视。医院和产科部门通常拥有专门的母乳喂养支持团队,包括产科护士、乳腺顾问和儿科医生。这些专业人员受过专业培训,能够提供全面的母乳喂养支持和指导。

在国外,医院通常会采取积极措施来支持母乳喂养,例如建立乳腺顾问服务、提供乳房按摩和正确吸吮姿势的指导、鼓励室内和室外的母乳喂养等。此外,一些国家还建立了母乳喂养认证机构,如国际母乳认证协会(IBCLC),他们为乳腺顾问提供认证和培训,以确保提供专业的母乳喂养支持。

(二)国内现状

在国内,新生儿住院期间的母乳喂养支持逐渐得到重视,但仍存在一些挑战和改进的空间。一些大型医院和儿科专科医院设有母乳喂养指导中心,拥有专业的产科及儿科护士,他们受过专业培训,能够提供基本的母乳喂养支持和指导。

然而,国内一些医院的母乳喂养支持仍存在不足之处。医院文化和政策对于母乳喂养的支持程度不一,一些医务人员缺乏充分的培训和意识,可能无法提供充分的支持和指导。同时,一些医院缺乏乳腺顾问和专业人员,限制了母乳喂养的支持和指导资源。

在国内,一些医院已经开始设立母乳喂养室,提供便利的场所供母亲哺乳,但仍有一些医院缺乏这样的设施。

综上所述,国内外在新生儿住院期间的母乳喂养支持存在一定差异,但都需要加强医务人员培训、建立专业团队、制定明确政策、提供友善环境和设施,并加强公众教育和监测评估等方面的改进措施。这将有助于提供全面的母乳喂养支持,促进新生儿健康成长。

二、新生儿住院期间的母乳喂养支持的重要性

1. 营养需求　新生儿在出生后的早期阶段对营养需求非常高。母乳是最理想的食物,它提供了新生儿所需的所有营养物质,如蛋白质、脂肪、碳水化合物、维生素和矿物质。母乳中还含有丰富的免疫因子和抗感染物质,可以帮助新生儿建立强大的免疫系统。

2. 消化和吸收能力　新生儿的消化和吸收能力相对较弱,母乳是最易消化和吸收的食物。母乳中的营养物质更易于新生儿的消化系统吸收,并且有助于预防消化不良问题,如腹胀、便秘等。

3. 免疫保护　母乳含有丰富的免疫因子,如抗体、白细胞和酶等,具有抗感染和抗炎保护能力。这些免疫因子帮助新生儿抵御病原体的侵袭,减少感染的风险。母乳还含有益生菌,有助于维持肠道菌群平衡,促进消化和免疫功能发展。

4. 心理和情感发展　母乳喂养不仅满足了新生儿的营养需求,还有助于促进母婴之间的情感联系和亲子关系的建立。亲密的母乳喂养过程中,母亲和宝宝之间的互动和皮肤接触,有助于提高双方的满足感和情感安全感。这种情感联系对于婴儿的心理和情感发展至关重要。

5. 长期健康益处　母乳喂养不仅对新生儿有益,还与婴儿和儿童期的长期健康相关。母乳喂养与过敏疾病、肥胖症、糖尿病和心血管疾病等的发生率降低有关。此外,母乳喂养还与儿童智力发育和认知能力的提高相关。

综上所述,新生儿住院期间的母乳喂养支持对于新生儿的健康和发展至关重要。母乳提供了全面的营养和免疫保护,有助于满足新生儿的营养需求,提高免疫防御能力及消化吸收能力。此外,母乳喂养还有助于建立亲子关系、促进婴儿心理和情感发展,并与婴儿和儿童期的长期健康相关。因此,为了确保新生儿的健康和正常发育,医院和医务人员应提供全面的母乳喂养支持和指导。

三、新生儿住院期间对母乳喂养的挑战

1. 早产儿和病理状态　新生儿住院期间,早产儿和一些病理状态的婴儿可能存在母乳喂养困难。早产儿的吮吸和吞咽能力可能不完善,需要额外的支持和指导。一些病理状态,如呼吸窘迫综合征、先天性心脏病等,可能导致婴儿体力不支,无法有效吮吸和摄取足够的母乳。

2. 乳房问题和乳腺疾病　新生儿住院期间,母亲可能出现乳房问题和乳腺疾病,如乳腺炎、乳头疼痛、乳腺堵塞等。这些问题可能会影响母乳喂养,导致乳汁供应不足或乳房炎症,进而影响母乳喂养的成功。

3. 医院文化和政策　一些医院的文化和政策对母乳喂养的支持程度不一,可能会对母乳喂养产生影响。

4. 疾病控制和隔离措施　在特殊情况下,如婴儿感染疾病或需要隔离治疗时,可能会限制母亲与婴儿的直接接触和母乳喂养。这可能会对母乳喂养的建立和维持产生影响,导

致婴儿无法及时获得母乳的营养和免疫保护。

5. 家庭支持和社会环境　新生儿住院期间,母亲需要得到家庭支持和社会环境的理解和支持。家庭成员和亲友的态度和支持对于母乳喂养的成功至关重要。缺乏家庭支持和社会环境的理解可能会增加母亲的压力和困扰,影响母乳喂养的实施。

综上所述,新生儿住院期间母乳喂养存在一些挑战,包括早产儿和病理状态、乳房问题和乳腺疾病、医院文化和政策、疾病控制和隔离措施,以及家庭支持和社会环境。通过提供专业的支持和指导,制定明确的政策,加强教育和宣传,可以帮助克服这些挑战,促进新生儿住院期间的母乳喂养的实施和成功。

四、新生儿住院期间的母乳喂养支持策略

1. 早期皮肤接触　促进早期皮肤接触对新生儿住院期间的母乳喂养非常重要。新生儿与母亲的紧密接触,可以促进母婴之间的情感联系和母乳早期启动。这种接触可以促进母乳分泌和宝宝吸吮反射的发生,有助于建立乳房产量和促进成功的母乳喂养。

2. 乳房按摩和手动护理　在新生儿住院期间,乳房按摩和手动护理是支持母乳喂养的重要策略。通过定期的乳房按摩,可以促进血液循环和乳腺通畅,帮助提高乳汁的产量和流动性。手动护理可以解决乳腺堵塞等问题,帮助母亲更好地排泄乳汁,减轻不适感。

3. 提供专业的支持和指导　在新生儿住院期间,提供专业的支持和指导对母乳喂养至关重要。医院应设有专业的乳腺顾问和产科护士,他们受过专业培训,能够提供咨询和指导,解答母亲在母乳喂养过程中遇到的问题。他们可以教授正确的吸吮姿势、帮助解决乳腺问题,并提供心理支持,提高

母亲的信心和动力。

4. 频繁喂养和夜间喂养　新生儿住院期间,频繁喂养是支持母乳喂养的关键策略之一。通过频繁地哺乳,可以刺激乳房产生更多的乳汁,并满足宝宝的营养需求。此外,夜间喂养也很重要,因为夜间哺乳可以促进母乳分泌激素的产生,有利于维持良好的乳房产量。

5. 家属参与和支持　家属的参与和支持对于新生儿住院期间的母乳喂养非常重要。医务人员应鼓励和支持家属参与母乳喂养过程,例如陪伴母亲进行喂养、提供情感支持和帮助记录喂养进程等。这有助于加强母婴之间的情感联系,增加母乳喂养的成功率。

6. 提供合适的环境和设施　提供合适的环境和设施对于新生儿住院期间的母乳喂养至关重要。医院应设立母乳喂养室,提供舒适和私密的空间供母亲哺乳。此外,提供婴儿秤、吸奶器等设备,以及储存和加热乳汁的设施,有助于支持母乳喂养的实施。

综上,新生儿住院期间的母乳喂养支持策略包括早期皮肤接触、乳房按摩和手动护理、提供专业的支持和指导、频繁喂养和夜间喂养、家属参与和支持,以及提供合适的环境和设施。通过综合应用这些策略,可以增加母乳喂养的成功率,促进新生儿的健康成长。

五、新生儿住院期间母乳喂养支持面临的挑战

1. 母乳供应不足　在早产儿、低出生体重儿和其他病理状态的婴儿中,母乳供应可能不足。新生儿住院期间,母亲可能面临产量不足、乳房充盈度不足和乳汁流动难等问题,这可能导致婴儿无法获得足够的营养和免疫保护。

2. 需要特殊护理和医疗干预　在某些情况下,如新生儿

患有疾病或需要特殊护理时,可能需要限制母亲与婴儿的直接接触和母乳喂养。特殊护理和医疗干预可能会使母乳喂养变得困难,婴儿可能无法及时获得母乳的营养和免疫保护。

3. 母亲的身体和心理健康 母亲的身体和心理健康状态对母乳喂养的实施也具有重要影响。一些母亲可能在住院期间面临疲劳、身体不适和情绪波动等问题,这可能会影响她们参与母乳喂养的能力和意愿。

4. 医院文化和政策 医院文化和政策对母乳喂养的支持程度不一,这可能会对母乳喂养带来挑战。一些医院可能缺乏鼓励和支持母乳喂养的政策,医务人员的态度和知识水平可能不足以提供有效的支持和指导。

5. 家庭支持和社会环境 新生儿住院期间,母亲需要得到家庭和社会环境的理解和支持。家庭成员和亲友的态度和支持对于母乳喂养的成功至关重要。缺乏家庭支持和社会环境的理解可能会增加母亲的压力和困扰,影响母乳喂养的进行。

综上,新生儿住院期间母乳喂养支持面临挑战,包括母乳供应不足、需要特殊护理和医疗干预、母亲的身体和心理健康、医院文化和政策,以及家庭支持和社会环境。通过提供专业的支持和指导、制定明确的政策、提供适当的支持和资源,可以帮助克服这些挑战,促进新生儿住院期间母乳喂养的实施和成功。

第五节 低体重新生儿

一、定义

低体重新生儿是指出生时体重低于 2 500 克的婴儿。根据国际医学标准所确定的参考值。低体重新生儿通常分为以下几个类别。

1. 超低出生体重儿（ELBW）　出生时体重低于 1 000 克的婴儿。

2. 极低体重儿（VLBW）　出生时体重在 1 000 克到 1 499 克之间的婴儿。

3. 低出生体重儿（LBW）　出生时体重在 1 500 克到 2 499 克之间的婴儿。

二、低体重新生儿母乳喂养重要性

1. 营养需求　低体重新生儿由于出生时体重较轻，其营养需求相对更高。母乳是最适合低体重新生儿的营养来源，其中包含了丰富的蛋白质、脂肪、碳水化合物、维生素和矿物质。母乳中的营养物质更易于低体重新生儿的消化系统吸收，有助于其健康成长和发育。

2. 免疫保护　母乳中含有丰富的免疫因子，如抗体、白细胞和免疫调节物质，能够提供低体重新生儿所需的抗感染和免疫保护能力。这些免疫因子有助于增强低体重新生儿的抵抗力，减少感染和疾病的风险。母乳还含有益生菌，有助于维持肠道菌群平衡，促进消化和免疫功能的发展。

3. 消化和肠道功能　低体重新生儿的消化和肠道功能相对较不成熟，容易出现消化不良和肠道问题。母乳的成分更接近低体重新生儿的生理需求，其消化和吸收更为容易，有助于预防消化问题，如腹胀和便秘等。

4. 心理和情感发展　母乳喂养不仅可以满足低体重新生儿的营养需求，还能够促进母婴之间的亲子关系和情感联系的建立。母乳喂养过程中的亲密接触和互动有助于提高低体重新生儿的满足感和情感安全感，对于其心理和情感发展至关重要。

5. 长期健康益处　低体重新生儿的母乳喂养与长期健康相关。母乳喂养与低体重新生儿儿童期的过敏疾病、肥胖症、糖尿病和心血管疾病等的发生率降低有关。此外,母乳喂养还与低体重新生儿的认知和神经发育的改善相关。

综上所述,低体重新生儿母乳喂养的重要性在医学界得到广泛认可。母乳喂养能够提供适合低体重新生儿营养需求的营养物质和免疫保护,促进其健康发育和免疫功能的发展。同时,母乳喂养还有助于建立亲子关系、促进心理和情感发展,并与低体重新生儿的长期健康相关。因此,为了确保低体重新生儿的最佳健康和发育,医院和医务人员应提供全面的母乳喂养支持和指导。

三、低体重新生儿母乳喂养支持策略

1. 早期启动和频繁哺乳　对于低体重新生儿,早期启动母乳喂养至关重要,应在婴儿出生后的一小时内尽早进行皮肤接触,并在婴儿显示出进食的行为时开始喂养。频繁哺乳有助于刺激乳腺产生更多的乳汁,满足低体重新生儿的高营养需求。

2. 乳房按摩和热敷　在低体重新生儿母乳喂养过程中,乳房按摩和热敷可以促进乳汁流动,减轻乳房充盈和乳腺堵塞的问题。这些技术有助于提高乳房的舒适性和乳汁供应。

3. 乳腺顾问和支持团队　为低体重新生儿的母亲提供乳腺顾问的支持和指导非常重要。乳腺顾问可以提供专业的建议,帮助解决乳房问题和乳腺疾病,同时提供心理和情感上的支持。此外,可以组建一个由医生、护士和其他医疗专业人员组成的支持团队,共同为母亲提供全面的支持和指导。

4. 皮肤接触和床旁照护　低体重新生儿在床旁照护中的皮肤接触对于母乳喂养的成功至关重要。医务人员应鼓励和支持低体重新生儿与母亲进行密切接触,以促进母乳喂养的建立和维持。床旁照护包括母亲参与低体重新生儿的护理和喂养,以提高双方的情感联系,促进亲子关系发展。

5. 家庭支持和教育　家庭的支持对于低体重新生儿母乳喂养至关重要。医务人员应提供全面的家庭教育,包括母乳喂养的益处、正确的喂养技巧和解决问题的方法。由于低体重新生儿的母乳喂养可能需要更多的耐心和努力,家庭成员的理解和支持对于母亲的成功非常重要。

综上所述,针对低体重新生儿的母乳喂养支持策略包括早期启动和频繁哺乳、乳房按摩和热敷、乳腺顾问和支持团队、皮肤接触和床旁照护,以及家庭支持和教育。通过采取这些策略,可以提高低体重新生儿母乳喂养的成功率,并为低体重新生儿的健康和发育提供最佳的支持和保护。

四、低体重新生儿母乳喂养支持中需要的母乳喂养技术和工具

1. 皮肤接触　皮肤接触是指低体重新生儿与母亲之间的直接皮肤接触。这种接触可以增进母婴之间的情感联系,促进母乳喂养的成功。低体重新生儿被放置在母亲的胸部上,允许他们感受到母亲的温暖和心跳声,可以刺激婴儿吸吮的本能。

2. 乳房按摩　乳房按摩是一种通过轻柔按摩乳房来刺激乳腺和乳汁流动的技术。乳房按摩有助于增加乳汁的产量和流动性,从而支持低体重新生儿的母乳喂养。

3. 吸奶器　通过模拟婴儿吸吮的节奏和力度来刺激乳腺和乳汁的流出。这可以促进乳汁的产生和乳房的排空,有

助于维持乳汁供应。此外,在低体重新生儿无法直接吸吮或吸吮力不足的情况下,吸奶器可以帮助收集乳汁,以供婴儿需要,促进低体重新生儿的母乳喂养。

4. 母乳喂养指导顾问和护理人员的支持 母乳喂养指导顾问是专业人员,具备乳腺健康和母乳喂养的专业知识,可以提供专业的咨询、指导和支持。护理人员在低体重新生儿母乳喂养中发挥着重要的角色,可以提供必要的支持和指导,帮助母亲解决问题和困惑。

综上,低体重新生儿母乳喂养支持中需要使用的母乳喂养技术和工具包括皮肤接触、乳房按摩、吸奶器以及乳腺顾问和护理人员的支持。这些技术和工具有助于促进乳汁的产生和流动,维持乳汁供应,以及提供专业的支持和指导,从而支持低体重新生儿的母乳喂养。

(周阿瑰)

第六节　患糖尿病的母亲

一、定义

糖尿病是一种慢性代谢性疾病,其特征是体内胰岛素的分泌不足或胰岛素作用异常,导致血液中的葡萄糖水平持续升高,包括 1 型糖尿病,2 型糖尿病和妊娠糖尿病。

二、糖尿病母亲母乳喂养的重要性

1. 血糖控制 母乳喂养可以帮助控制糖尿病母亲的血糖水平。母乳中的乳糖和脂肪有助于降低血糖峰值,减少血糖波动,从而减少胰岛素需求。通过母乳喂养,糖尿病母亲可以更好地管理血糖,减少低血糖或高血糖的风险。

2. 提供理想的营养　母乳是新生儿最理想的营养来源。对于糖尿病母亲的婴儿来讲,母乳提供了适当的营养,包括蛋白质、脂肪、碳水化合物和维生素等,以促进其正常生长和发育。母乳中的抗体和其他免疫成分还可以提供重要的免疫保护,减少婴儿感染和疾病的风险。

3. 减少糖尿病风险　糖尿病母亲通过母乳喂养可以减少婴儿患糖尿病和其他慢性疾病的风险。母乳中的生物活性成分有助于调节胰岛素分泌、改善胰岛素敏感性和维持血糖稳定,从而降低婴儿发展为糖尿病的风险。

4. 提供情感联系和健康益处　母乳喂养可以促进母婴之间的情感联系和亲子关系的建立。糖尿病母亲通过与婴儿的亲密接触和喂养,可以增强母婴之间的情感联系,提高婴儿的安全感和福祉。此外,母乳喂养还与较低的肥胖和慢性疾病风险相关,对于糖尿病母亲的整体健康也有积极的影响。

尽管糖尿病母亲可能面临一些额外的挑战,如血糖控制、饮食管理和药物使用,但母乳喂养仍然是一种重要的选择。对于糖尿病母亲和她们的婴儿来说,医疗团队的支持和指导非常关键,以确保母乳喂养的成功和安全性。通过提供适当的支持和教育,糖尿病母亲可以充分利用母乳喂养的益处,为婴儿的健康和发展提供最佳的支持和保护。

三、糖尿病母亲母乳喂养支持策略

1. 个性化的血糖管理计划　制订个性化的血糖管理计划对于糖尿病母亲母乳喂养至关重要。医疗团队应根据母亲的血糖控制目标和喂养需求制订适当的饮食计划、运动计划和药物治疗方案。定期监测血糖水平,并根据需要进行调整,以确保血糖稳定在合理范围内。

2. 营养咨询和教育　为糖尿病母亲提供营养咨询和教育非常重要。母乳喂养期间,糖尿病母亲需要适当的营养摄入,以满足自身和婴儿的营养需求,同时控制血糖水平。医疗团队可以提供有关饮食管理、碳水化合物计量、脂肪摄入和饮食方案的指导。

3. 母乳喂养技巧培训　糖尿病母亲可以接受母乳喂养技巧的培训,以确保良好的哺乳体位和婴儿有效的吸吮。乳腺顾问和护士可以提供正确的哺乳姿势、乳房按摩的技巧知识,以及如何处理可能出现的乳房问题的指导。这有助于提高母乳喂养的成功率和舒适度。

4. 母婴关怀　糖尿病母亲在医疗团队的协调和管理下,可以获得全面的母婴关怀,包括定期随访、血糖监测、药物调整、体重管理、孕期和产后护理以及婴儿的生长和发育评估。医疗团队的整合协作可以确保糖尿病母亲和婴儿的健康和安全。

5. 心理支持和教育　糖尿病母亲可能面临心理压力和焦虑,尤其是在血糖管理和母乳喂养方面。提供心理支持和教育对于帮助她们应对挑战和提高信心非常重要。医疗团队可以提供心理咨询、支持小组、教育讲座和在线资源等。

综上,糖尿病母亲母乳喂养支持策略的关键是个性化的血糖管理计划、营养咨询和教育、母乳喂养技巧培训、母婴关怀的整合,以及心理支持和教育。通过提供全面的支持和指导,医疗团队可以帮助糖尿病母亲成功地进行母乳喂养,确保母婴的健康和安全。

四、糖尿病母亲母乳喂养支持存在的挑战

1. 血糖控制困难　糖尿病母亲在进行母乳喂养时可能

面临血糖控制的挑战。母乳喂养导致母体能量需求增加,这可能会对血糖水平产生影响。母亲需要在血糖控制和哺乳需求之间取得平衡,以确保血糖维持在安全范围内,尽量避免出现低血糖和高血糖的状况。

2. 药物管理　一些糖尿病母亲可能需要胰岛素或口服降糖药物来控制血糖。在母乳喂养中,药物的选择和剂量需要特别关注,以确保不会对婴儿产生不良影响。医疗团队应提供专业的指导,帮助糖尿病母亲进行药物方案管理,并监测婴儿的生长和发育状况。

3. 饮食管理　糖尿病母亲需要在母乳喂养期间继续关注饮食管理。她们需要注意碳水化合物的摄入、饮食平衡和饮食计量,以维持血糖的稳定。然而,饮食控制可能会增加她们的心理和社交压力,需要医疗团队提供支持和实用建议。

4. 母乳供应问题　糖尿病母亲的乳汁供应可能会受到影响。由于胰岛素问题,一些糖尿病母亲可能会面临乳腺发育不良或乳汁不足的问题。医疗团队可以提供乳腺按摩、乳头刺激和使用乳房泵的建议,帮助增加她们的乳汁供应。

5. 糖尿病并发症　糖尿病母亲可能面临糖尿病并发症的风险,包括高血压和肾脏疾病等,在母乳喂养期间需要额外关注。医疗团队应密切监测糖尿病母亲的健康状况,提供相应的治疗和管理,以确保母乳喂养的安全和健康。

通过提供针对于上述挑战的专业支持和指导,医疗团队可以帮助糖尿病母亲克服困难,实现成功的母乳喂养。个性化的血糖管理计划、药物管理策略、饮食计划、乳汁供应支持和糖尿病并发症的管理都是实现这一目标的关键。

(彭妙官)

第七节　有乳房手术史的母亲

一、乳房手术对母乳喂养的影响

1. 乳房解剖和乳房／乳头感觉　乳房手术可能会影响乳房的解剖结构,包括乳腺组织、导管系统和乳头。手术可能导致乳头的位置和形态改变,乳头和乳房的感觉变化,以及乳头出口的改变。这可能会对乳头的吸吮和刺激产生影响,影响乳汁流出和婴儿的吸吮效率。

2. 乳房排空能力　乳房手术可能会影响乳房的排空能力,即乳房清空乳汁的能力。一些手术可能会影响乳房的乳腺导管系统,导致乳汁流动受阻或减少。这可能导致乳房排空不完全,增加乳汁淤积和乳房堵塞的风险。

3. 乳腺手术对乳汁产量的影响　某些乳腺手术,如乳房重建手术或乳腺切除手术,可能会对乳汁产量产生影响。手术可能会减少乳腺组织的数量或破坏乳腺组织的结构,从而减少乳汁的产量。

4. 手术后的疼痛和恢复期　乳房手术通常伴随着手术创面的疼痛和恢复期。手术后的疼痛可能会使母亲不适,乳房受到影响。恢复期的需求可能会对母乳喂养带来额外的挑战,包括乳房按摩、乳头护理和乳汁排空的困难。

5. 心理和情感方面的影响　乳房手术可能会对母亲的心理和情感状态产生影响。手术可能会引起焦虑,增加自我形象顾虑和与乳房外形相关的压力。这些因素可能会对母亲的情绪和信心产生影响,进而影响母乳喂养的体验和成功率。

需要注意的是,乳房手术对母乳喂养的影响是多样的,并且取决于手术的类型、范围和个体差异等因素。尽管手术可能会带来一些挑战,但在医疗团队的支持下,许多有过乳房手术史的母亲仍然可以成功地进行母乳喂养。医疗团队可以提供个性化的支持和指导,帮助母亲克服困难,实现成功的母乳喂养。

二、乳房手术史母亲母乳喂养支持策略

1. 个性化的支持计划　为有过乳房手术史的母亲制订个性化的支持计划对于成功的母乳喂养至关重要。医疗团队应根据手术的类型、范围和个体差异,制定特定的支持策略。这可能包括乳房按摩、刺激技巧、饮食调整、乳汁排空技巧以及心理和情感支持等。

2. 乳房按摩和刺激技巧　乳房按摩和刺激可以促进乳汁的流动和乳房的排空。医疗团队可以教导乳房按摩的技巧,以增加乳汁产量,减少乳汁淤积的风险。此外,乳房刺激,如手动或使用乳房泵,可以帮助提高乳汁排空的效率。

3. 乳房保护和伤口护理　对于有过乳房手术史的母亲,保护乳房和伤口非常重要。医疗团队可以提供关于正确清洁伤口、使用合适的敷料和护理乳房皮肤的指导。这有助于预防感染和促进伤口的愈合。

4. 吸奶器的使用　对于一些有过乳房手术史的母亲,吸奶器可能是一个有用的工具。乳房泵可以帮助增加乳汁产量、调控乳汁排空、帮助乳汁储存。医疗团队可以提供关于乳房泵的建议,并教授正确的使用方法。

5. 心理和情感支持　有过乳房手术史的母亲可能面临

与乳房外形和自信心相关的心理压力。医疗团队应提供心理和情感支持,包括心理咨询、支持小组和提供心理教育等,以帮助母亲应对焦虑和压力,并提高她们的信心。

综上所述,乳房手术史母亲母乳喂养支持策略的关键是个性化的支持计划、乳房按摩和刺激技巧、乳房保护和伤口护理、乳房泵的使用,以及心理和情感支持。通过提供全面的支持和指导,医疗团队可以帮助乳房手术史母亲克服困难,实现成功的母乳喂养。

三、乳房手术史母亲母乳喂养支持可能用到的母乳喂养技术和工具

1. 乳房按摩和刺激技术　乳房按摩和刺激技术可以帮助促进乳汁的流动、刺激乳腺排空和增加乳汁产量。这些技术包括柔和按摩乳房、轻轻拉伸乳房组织、使用手指或手掌按压乳头和乳晕区域等。乳房按摩和刺激技术可以通过增加乳汁产量和改善乳房排空来帮助乳房手术史母亲实现母乳成功喂养。

2. 吸奶器　可以用于增加乳汁产量、调节乳房排空和提供乳汁储存的选项。根据具体的情况,可以选择手动泵或电动泵。医疗团队可以提供吸奶器的选择和正确使用方法的指导。

3. 乳头保护工具　对于乳房手术史母亲,乳头保护工具可能是必要的。这些工具包括乳盾,乳头罩等,可以提供对乳头的保护和支持,减轻乳头的摩擦和刺激。乳头保护工具可以帮助乳房手术史母亲减轻不适和保护乳头的健康。

4. 乳房防溢垫　乳房保护垫可以用于吸收乳汁泌漏和保持乳房干燥。这对于乳房手术史母亲特别重要,因为手术

可能会导致乳汁泌漏或伤口渗液。乳房保护垫可以帮助维持乳房的舒适度和卫生,防止乳头和乳房皮肤的损伤和感染。

5. 专业指导和教育 乳房手术史母亲需要获得专业的指导和教育来支持她们的母乳喂养。医疗团队可以提供针对个体情况的指导,包括乳房按摩和刺激技术的展示、吸奶器的使用指导、乳头保护工具的选择和正确使用方法的讲解,以及关于乳汁产量、排空和存储等方面的教育。

通过使用这些母乳喂养技术和工具,结合专业的指导和教育,医疗团队可以支持乳房手术史母亲克服困难,实现成功的母乳喂养。个性化的支持计划和适当的技术和工具选择对于每位母亲的情况都是必要的,并应根据具体的手术类型、范围和个体差异进行定制。

四、乳房手术史母亲母乳喂养支持的中医适宜技术和物理技术

1. 中草药调理 中草药可以用于调理乳房手术史母亲的身体状况,促进乳汁的产生和排空。一些中草药,如黄芪、白术、山药、酸枣仁等,被认为有助于增加乳汁产量,有改善乳房的功能。中医师可以根据个体情况和具体需要,开具适当的中药配方。

2. 针灸疗法 针灸可以用于调整乳房手术史母亲的身体平衡,促进乳汁的产生和流动。特定的穴位,如乳房相关的穴位、脾胃经络的穴位等,可以通过针灸刺激来调节乳腺功能和乳汁的排空。针灸疗法应由经验丰富的中医师进行操作。

3. 刮痧和拔罐疗法 刮痧和拔罐疗法可以用于增加乳房手术史母亲的血液循环,促进乳汁的产生和排空。这些物理技术可以帮助减轻乳房堵塞和乳汁淤积,促进体液循环。

刮痧和拔罐疗法需要由经验丰富的中医师进行操作。

4. 中医推拿和乳房按摩技术　中医推拿和乳房按摩技术可以帮助促进乳汁的流动和乳房的排空。推拿和按摩可以刺激乳腺组织、乳腺导管和乳头周围区域,促进乳汁的分泌和流出。中医师可以根据个体情况和具体需要进行推拿和按摩。

5. 中医饮食调理　中医饮食调理可以通过调整饮食习惯和摄入特定的食物,促进乳汁的产生和排空。中医师可以根据个体情况和具体需要,提供关于养生食品和补益食材的建议,如乳汁增多汤、柏子仁、黑芝麻等。

中医适宜的技术和物理技术可以作为辅助手段,帮助乳房手术史母亲克服母乳喂养的困难,促进乳汁的产生和排空。中医师能够根据个体情况和具体需要,提供个性化的支持和指导,确保技术和物理技术的安全和有效性。需要注意的是,中医技术和物理技术应与医疗团队的指导和监督相结合,以确保母乳喂养的安全和成功。

（彭妙官）

第八节　乳头真菌感染的母亲

一、定义

乳头真菌感染是乳房疾病的一种,通常由念珠菌属真菌引起,包括最常见的白念珠菌（Candida albicans）和其他罕见的念珠菌种类。该感染主要发生在乳头和乳晕区域,可能涉及乳腺导管和乳房皮肤。乳头真菌感染通常由念珠菌从婴儿口腔或其他感染来源传播给乳头和乳房,尤其是在母乳喂养时。

二、病因

1. 婴儿口腔感染 乳头真菌感染通常是由婴儿口腔内的念珠菌感染传播给乳头和乳房区域。婴儿可能在哺乳时通过唾液将念珠菌引入乳头和乳房,从而导致感染发生。

2. 母亲免疫系统受损 母亲的免疫系统受损可能增加乳头真菌感染的风险。例如,患有糖尿病、艾滋病、其他免疫系统疾病或正在接受免疫抑制治疗的母亲,其免疫功能可能较低,无法有效抵御念珠菌的感染。

3. 湿热环境 乳房湿热的环境为念珠菌生长提供了良好的条件。乳汁泌出后在乳头和乳晕区域滞留,并受湿热的气候、密闭的内衣或乳房垫等因素影响,可能促进念珠菌的繁殖,发生感染。

4. 乳房受损 乳房受损或皮肤破损可能为念珠菌提供了进入体内的途径。例如,乳头的裂伤、皲裂或乳房手术后的伤口,可能使念珠菌侵入并引发感染。

除了上述病因外,乳头真菌感染的发生还可能受到其他因素的影响,如乳汁滞留、使用过多的外用抗菌药物、激素变化等。了解这些病因有助于预防和及早诊治乳头真菌感染,保护乳房健康和促进母乳喂养的成功。

三、临床表现

1. 皮肤症状 乳头真菌感染常伴随皮肤症状,包括瘙痒、疼痛、灼热或刺痛感。患处通常出现红肿,乳头和乳晕区域可能会显著发红。有时,感染区域的皮肤可能出现斑块或片状的白色酵母菌斑点,这是念珠菌的沉积物。

2. 乳头异常 乳头真菌感染可能导致乳头的异常。乳头可能出现糜烂、溃疡或皮肤破裂。有时,乳头也可能出现疱疹样的损害,伴有排出物或渗液。

3. 乳房不适 乳房不适是乳头真菌感染的常见症状之一。感染可能导致乳房的疼痛和不适,特别是在哺乳时。乳头疼痛可能是因为念珠菌刺激和炎症反应。

4. 乳汁异常 乳头真菌感染可能导致乳汁的异常。感染区域周围的皮肤炎症和破损可能导致乳汁的外观和质地发生改变。乳汁可能出现异常的颜色(如带有血迹)、异常的味道或颗粒状物质。

5. 乳房接触痛 乳头真菌感染可能导致乳房的接触痛,即当乳房与衣物接触或婴儿吸吮时会引起疼痛或不适。这是由感染区域的皮肤破损和炎症反应引起的。

乳头真菌感染的临床表现可以因个体差异而有所不同,部分患者可能只有轻微的症状,而另一些患者可能症状严重。及时识别和治疗乳头真菌感染十分重要,可以减轻症状,并避免感染的进一步传播。若怀疑乳头真菌感染,请及时就诊并获得适当的治疗。

四、乳头真菌感染对母乳喂养的影响

1. 乳头疼痛和不适 乳头真菌感染通常会导致乳头疼痛和不适,特别是在哺乳时。感染引起的刺激和炎症反应可能导致乳头疼痛,使得母亲在喂养过程中感到不适和痛苦。这可能会影响母亲进行正常母乳喂养的意愿和能力。

2. 婴儿感染的风险 乳头真菌感染增加了婴儿感染念珠菌的风险。当母亲患有乳头真菌感染时,念珠菌可能通过哺乳过程传播给婴儿,增加婴儿感染的风险。这可能导致婴儿发生口腔念珠菌或其他相关感染。

3. 减少母乳喂养的频率和持续时间　乳头真菌感染可能导致母亲对母乳喂养的抵触情绪增加,从而导致母乳喂养的频率和持续时间减少。乳头疼痛和不适可能使母亲不愿意频繁哺乳,或者在哺乳时中断喂养。这可能会使宝宝无法获得足够的营养和抵抗力,同时也可能降低母乳供应的量和质量。

因此,及早发现和治疗乳头真菌感染对保持母乳喂养的顺利进行至关重要。母亲应咨询医生或乳房顾问,接受适当的治疗措施,如局部抗真菌药物或口服抗真菌药物。此外,保持乳房的清洁和干燥,经常更换乳垫和内衣,避免使用含有化学物质的洗涤剂或护肤品也是重要的预防措施。

五、母乳喂养策略

对于患有乳头真菌感染的母亲,继续母乳喂养通常是可行的,但可能需要采取一些措施来减轻症状和控制感染的传播。以下是一些常见的管理策略。

1. 及时确诊和治疗　当出现乳头疼痛、瘙痒、红肿、皲裂等症状时,应立即转介皮肤科医生进行确诊。通常是母婴同治,治疗方案通常包括局部抗真菌药物的使用,如酮康唑、咪康唑等。在选择药物时,应考虑其对婴儿的安全性。

2. 维持良好的乳房卫生　保持乳房区域的干燥和清洁,使用适合的洗涤剂清洗并避免过度清洗。

3. 保持乳房的清洁和干燥　避免使用含有化学物质的洗涤剂或护肤品。然后用柔软的毛巾轻轻擦干乳房,确保乳房保持干燥。

4. 避免乳头受损　正确掌握宝宝吸吮的姿势和技巧,确保宝宝正确含住乳头和乳晕,并避免宝宝吸吮过强或过久。使用符合乳房形状的乳头护套或护乳器也可以减轻乳头的压力和摩擦。

5. 维持良好的母乳供应　保持足够的水分摄入,均衡饮食,适当休息和减轻压力,有助于维持良好的母乳供应。按需哺乳,避免过长时间的间隔,以提高乳腺的排空和刺激,促进乳汁的产生和流出。

6. 管理乳房疼痛　可以尝试使用冷敷或温敷来缓解乳房疼痛和不适。柔软的乳头护垫也可以提供额外的保护。

7. 密切观察婴儿的口腔健康　注意婴儿口腔内的任何念珠菌感染的迹象,并及时咨询医生。

尽管乳头真菌感染会对母乳喂养造成一些困扰,但在适当管理和治疗的情况下,大多数母亲仍然能够继续母乳喂养。重要的是与医生密切合作,确保及时处理感染并获得正确的指导和支持。

六、预防和治疗

(一)预防措施

1. 保持乳房区域的干燥和清洁,避免湿热。

2. 使用透气性好的棉质内衣,避免使用过紧、不透气的乳罩。

3. 避免长时间的乳汁滞留,定期将乳汁排空,避免乳房堵塞。

4. 定期清洁和消毒奶具,避免念珠菌的传播和再感染。

5. 避免过度清洗和过度使用刺激性的洗涤剂、肥皂、沐浴露等。

6. 维持良好的免疫系统功能,通过均衡饮食、适量运动和充足休息来提升免疫力。

7. 避免接触可能引起刺激和炎症的物质,如含有酒精、香料或刺激性成分的化妆品和洗液。

（二）治疗措施

1. 局部抗真菌药物 局部抗真菌药物是乳头真菌感染的首选治疗方法。常用的药物包括酮康唑（ketoconazole）、克霉唑（clotrimazole）、咪康唑（miconazole）等。这些药物具有抗真菌作用，可以抑制念珠菌的生长和繁殖。在治疗期间，按照医生推荐的方法和剂量正确使用药膏或凝胶，将其涂抹在乳头和乳晕区域，以达到杀灭真菌和减轻症状的效果。

2. 维持乳房卫生 保持乳房区域的干燥和清洁是乳头真菌感染治疗的重要方面。干燥的环境不利于念珠菌的生长，因此可以选择透气性好的棉质内衣，避免湿热的环境。在哺乳前后，用温水轻轻清洗乳头和乳晕区域，避免使用刺激性的肥皂或洗液。

3. 消毒器具 消毒奶瓶、奶嘴、乳头护垫等，减少念珠菌的传播和再感染的风险。

4. 避免刺激物 避免使用含有刺激性成分的洗涤剂、肥皂、沐浴露等。这些物质可能导致乳房区域的刺激，进一步加重症状。

5. 加强免疫力 保持良好的免疫系统功能对于抵抗真菌感染很重要。通过均衡饮食、适量运动、充足休息和避免疲劳，可以增强免疫力，提高身体对抗真菌感染的能力。

6. 母婴同治 不论婴儿有无症状，均应同时给予母婴治疗，因为仅依靠乳汁中的药物浓度达不到治疗目的。

乳头真菌感染的治疗要坚持整个治疗过程，按照医生的建议正确使用药物，并密切关注症状的变化。如果症状未能改善或出现严重不适，应及时向医生报告并寻求进一步的建议。乳头真菌感染通常是可治愈的，及时的诊断和治疗可以减轻症状,恢复乳房健康,促进母乳喂养的顺利进行。

(彭妙官)

第九节　哺乳期乳头血管痉挛的母亲

一、定义

哺乳期乳头血管痉挛是指在哺乳期间出现乳头及其周围血管的突然收缩和痉挛现象。这种痉挛可能导致乳头变得苍白或发紫,并伴随着乳房疼痛、刺痛和不适感。

二、病因

1. 激素变化　哺乳期间女性体内激素水平,特别是雌激素和孕激素,均发生显著变化。这些激素的波动可以影响血管的收缩和扩张,导致乳头部血管痉挛。

2. 情绪和压力　哺乳期间,母亲面临着许多情绪和压力,如焦虑、疲劳和压力。这些情绪和压力可以导致交感神经系统的兴奋,引发乳头部血管痉挛。

3. 寒冷刺激　寒冷刺激也是引起哺乳期乳头血管痉挛的常见原因。当乳头暴露在寒冷环境中时,周围的血管会收缩,导致乳头部血液供应减少,血管痉挛发生。

4. 偏头位和姿势　哺乳过程中,母乳喂养的姿势和偏头位可能对乳头部血液循环产生影响。长时间的乳头部压迫或姿势不当可能导致血管受压,引发血管痉挛。

5. 乳头受损和炎症　乳头受损和炎症可能导致乳头血管痉挛。乳头的创伤和炎症会引发身体的炎症反应,导致血管收缩和痉挛。

6. **遗传因素**　个体的遗传背景也可增加哺乳期乳头血管痉挛的易感性。有些人可能具有较高的遗传风险,更容易发生乳头部血管痉挛。

虽然乳头血管痉挛的具体机制尚不明确,但上述因素可能相互作用,导致血管痉挛和乳头血流减少。这种乳头血管痉挛可能会导致乳头疼痛和不适,影响母乳喂养的顺利进行。

三、临床表现

1. **乳头颜色变化**　乳头在血管痉挛时可能变得苍白或发紫,呈现明显的颜色改变。

2. **乳房疼痛和刺痛**　乳头血管痉挛可能伴随乳房疼痛和刺痛感,这些不适通常是间歇性的。

3. **乳头不适感**　乳头可能出现刺痛、灼热或刺痒感,这种不适感可能会干扰母乳喂养的正常进行。

4. **乳头过敏**　乳头血管痉挛可能导致乳头对刺激更为敏感,乳头常常表现出过敏反应,例如对冷、摩擦或刺激的过度敏感。

5. **乳房充血**　乳头血管痉挛可能导致乳房充血,使得乳房变得紧张、硬实,并可能伴有乳房胀痛。

6. **哺乳困难**　乳头血管痉挛可能导致乳头过于敏感或疼痛,造成哺乳困难,如婴儿无法正确吸吮或婴儿吸吮时疼痛加剧。

7. **视觉改变**　在乳头血管痉挛发作期间,患者可能会出现视觉改变,如模糊视觉、闪光或视野缺损等。

需要注意的是,乳头血管痉挛的临床表现因个体差异而异,且可能会影响母乳喂养的进行。如果哺乳期乳头血管痉挛严重或持续影响到母乳喂养,建议转介血管外科医生以获取更具体的评估和治疗建议。

四、对母乳喂养的影响

1. 疼痛和不适　乳头血管痉挛引起的疼痛和不适可能会让母亲感到困惑,不知道应该如何缓解症状和是否继续母乳喂养。

2. 吸吮困难　乳头血管痉挛可能导致婴儿难以正确吸吮乳头,这可能会让母亲困惑,不确定如何帮助婴儿正确地吸吮乳汁。

3. 哺乳时间延长　乳头血管痉挛可能导致乳头组织的血液循环不畅,长期乳头血液供应不足可能会导致乳头的萎缩和变形。这可能影响婴儿正确含乳,造成吸吮困难,母亲完成每次哺乳可能需要更长的时间,这可能会让母亲感到困惑和疲倦。

4. 乳汁供应减少　乳头血管痉挛可能会影响乳腺的血液供应,从而影响乳汁的产生和流出,这可能让母亲困惑,不确定如何增加乳汁供应。

5. 情绪困扰　乳头血管痉挛带来的疼痛和困难可能会对母亲的情绪产生负面影响,让母亲感到困惑和沮丧。

面对这些困惑,母乳喂养专科门诊护士可以寻求血管外科医生、产科医生的帮助和指导。他们可以提供专业的支持,评估乳头血管痉挛的严重程度并给出相应的建议和治疗方案。同时,帮助其与经历类似困惑的母亲交流,寻求支持群体的支持和分享经验也是有益的,母亲可以获得更多的信息和技巧,帮助解决困惑并促进成功的母乳喂养。

五、母乳喂养支持策略

1. 乳房热敷　在哺乳前,可以采用温暖的湿热敷或热水浸泡来促进乳腺通畅和血液循环,缓解乳头血管痉挛的症状。

2. 改善哺乳姿势 确保母亲采用正确的哺乳姿势,使乳房和婴儿的位置和角度适合吸吮。正确的姿势可以减少乳头过度拉伸和压力,帮助缓解乳头血管痉挛。

3. 避免寒冷刺激 确保母亲乳房和乳头保持温暖,避免暴露在寒冷环境中。穿着适当的衣物并使用保暖的乳头盖或乳头罩可以减少寒冷刺激,降低乳头血管痉挛的发生。

4. 使用冷敷 某些情况下,冷敷也可以帮助缓解乳头血管痉挛。可以尝试使用冰袋或冷敷凝胶等来缓解疼痛和消肿,但使用时需注意不要冷敷过度。

5. 药物治疗 对于严重的乳头血管痉挛,医生可能会考虑使用局部或口服药物,如钙通道阻滞剂(如硝苯地平)来放松血管,减轻症状。

6. 心理支持 面对乳头血管痉挛带来的困扰和痛苦,心理支持也是重要的。母乳喂养顾问或心理咨询师可以提供情绪支持和应对策略,帮助母亲调整心态和应对压力。

7. 保持乳腺健康 定期进行乳腺按摩和乳房清洁,保持乳腺通畅和乳头健康。这有助于促进血液循环和乳汁排出,减少乳头血管痉挛的发生。

以上措施旨在提供针对乳头血管痉挛的支持和缓解症状,以促进成功的母乳喂养。

六、预防和治疗

(一)预防措施

1. 保持乳房温暖 避免乳房暴露在寒冷环境中,可以使用暖气、暖宝宝或穿着合适的衣物来保持乳房温暖。

2. 避免乳头受损 注意宝宝的吮吸姿势,确保宝宝正确含住乳头和乳晕,避免吸吮过强或过长时间导致乳头受损。

3. 避免过度排空乳房　避免频繁过度排空乳房,可通过调整喂养间隔时间来避免乳房充盈和排空的过程对乳头血管产生过度刺激。

4. 维持良好的血液循环　适量进行轻柔的乳房按摩和适度的体育锻炼,有助于改善乳房的血液循环,减少乳头血管痉挛的发生。

(二)治疗方法

1. 保持乳房温暖　使用温敷,推荐的温度范围是37~40℃,可以帮助放松乳头周围的血管,促进血液循环,缓解乳头血管痉挛。可以在喂养前使用温水擦拭乳头和乳房区域,使用温水浸湿的毛巾进行温敷。

2. 调整喂养姿势　尝试不同的喂养姿势,找到适合自己和宝宝的最佳姿势,减少乳头和乳房的压力和摩擦,有助于缓解乳头血管痉挛。

3. 寻求医疗专业人士的帮助　如果症状严重且持续,建议咨询血管外科医生,以获得适当的治疗和支持。医生可能会考虑使用局部抗炎药物、局部抗血管痉挛药物等治疗方法来缓解症状。

总之,通过预防措施可以减少哺乳期乳头血管痉挛的发生。如果出现乳头血管痉挛的症状,可以尝试温热疗法和调整喂养姿势缓解症状。如症状严重或持续,建议咨询医疗专业人士的建议和指导。

(刘　颖)

第八章 婴儿喂养评估

第一节 概　　述

一、定义

婴儿喂养评估是对婴儿喂养过程和相关因素进行评估和分析的过程,旨在了解婴儿的喂养需求、母乳喂养的效果以及可能存在的问题。

二、新生儿喂养评估的意义

1. 确保婴儿获得充分的营养　新生儿期是婴儿生长和发育的关键时期,喂养评估可以帮助医生判断婴儿是否获得了足够的营养。通过评估婴儿的体重增长、大小便情况等,可以及时发现喂养问题并采取相应的措施,确保婴儿获得充分的营养。

2. 早期发现和处理喂养问题　新生儿喂养评估可以帮助医生早期发现和处理与喂养相关的问题。通过评估婴儿的吸吮和吞咽能力、口腔结构和功能等,可以确定是否存在吸吮困难、乳汁供应不足或消化问题等。及早处理这些问题可以减轻婴儿的不适和避免进一步的喂养困难。

3. 个体化的喂养建议和支持　新生儿喂养评估可以提供个体化的喂养建议和支持,根据婴儿的情况制订适合其需求的喂养计划。通过评估婴儿的行为和响应、喂养方式的满意度等,可以为母亲和家庭其他成员提供针对性的喂养指导,帮助他们更好地喂养婴儿。

4. 促进母乳喂养　新生儿喂养评估可以促进母乳喂养的实施和成功。通过评估婴儿的吸吮技巧、乳汁供应和摄入量等,可以提供针对性的母乳喂养支持,解决母乳喂养中的问题和困惑,增加母乳喂养的成功率。

5. 监测婴儿的生长和发展　新生儿喂养评估可以帮助医生监测婴儿的生长和发育。通过评估婴儿的体重和生长曲线等,可以判断婴儿的生长是否符合正常范围,并及时发现生长迟缓或过度的情况。

综上所述,新生儿喂养评估在医学专业中具有重要的意义。它可以确保婴儿获得充分的营养,早期发现和处理喂养问题,提供个体化的喂养建议和支持,促进母乳喂养的实施和成功,并监测婴儿的生长和发展。通过科学的评估和干预,为婴儿的健康和发展奠定良好的基础。

三、新生儿喂养评估的内容

1. 婴儿的口腔功能评估　评估婴儿的口腔结构和功能,包括口唇、舌头、颚骨和面颊的发育情况。口腔功能评估可以帮助确定婴儿是否能够正确地吸吮乳汁。

2. 吸吮和吞咽能力评估　评估婴儿的吸吮和吞咽能力,包括吸吮力度、舌头的动作和协调性以及吞咽的频率和效率,有助于确定婴儿是否能够有效地摄取和消化乳汁。

3. 婴儿的体重和生长评估　评估婴儿的体重和生长情况,包括出生体重、体重增长速度和体重曲线。这有助于判断婴儿是否获得足够的营养,以及生长发育是否正常。

4. 粪便和小便评估 评估婴儿的粪便和小便的频率、颜色、质地和气味。这有助于判断婴儿的消化和排泄功能是否正常,并确定婴儿是否摄取了充分的液体和营养。

5. 婴儿的行为和响应评估 评估婴儿的行为和响应,包括观察婴儿的觉醒状态、吸吮和饱食指标、安抚技巧的有效性等。这有助于了解婴儿的需求和喂养满意度。

6. 母乳喂养和配方喂养评估 评估婴儿接受母乳喂养或配方喂养的情况,包括婴儿的吸吮技巧、乳汁供应和摄入量等。这有助于确定喂养方式是否满足婴儿的需求。

通过对新生儿喂养的全面评估,医生和护士可以提供个性化的喂养建议和支持,促进健康的生长和发展。同时,这也为及时识别和处理婴儿喂养问题提供了基础。

(刘 颖)

第二节 婴儿口腔功能评估

一、定义

婴儿口腔功能评估是通过专业的方法和工具,对婴儿口腔功能进行综合评估的过程。该评估旨在了解婴儿口腔功能的发育情况,发现口腔功能异常或障碍,并为早期干预和治疗提供指导。

二、评估内容

婴儿口腔功能评估是一种系统的评估方法,用于评估婴儿口腔的结构、功能和发育情况。以下是一些常见的婴儿口腔功能评估内容。

1. 口腔结构评估　评估婴儿口腔的结构特征,包括唇、颚、舌头、颊部等。观察口腔的形态、对称性和异常结构,如唇裂、腭裂等。

2. 吸吮评估　评估婴儿的吸吮能力和吸吮技巧。观察婴儿吸吮乳头或奶瓶的姿势、力度、频率和节奏。评估吸吮的协调性、顺畅性和能量传递情况。

3. 咀嚼评估　评估婴儿的咀嚼能力和咀嚼技巧。观察婴儿在吞咽固体食物前的咀嚼动作,评估咀嚼的协调性、均匀性和力度。

4. 吞咽评估　评估婴儿的吞咽能力和吞咽协调性。观察婴儿吞咽液体或固体食物的过程,评估舌头和咽喉的运动、协调性和有效性。

5. 语言发展评估　评估婴儿语言发展的基础情况。观察婴儿的舌位调整、音素产生能力和语音流畅性等,以评估口腔功能对语言发展的影响。

6. 疼痛评估　评估婴儿口腔的疼痛感知和疼痛反应。观察婴儿在口腔检查或操作中的疼痛反应,评估口腔疼痛对婴儿行为和喂养的影响。

以上内容涵盖了婴儿口腔功能评估的主要方面,评估者可以根据具体情况选择适当的评估内容。评估结果可以帮助专业人员制订个性化的康复干预计划,提供针对性的口腔功能训练和治疗,以促进婴儿口腔功能的正常发育。

三、婴儿口腔功能评估的实施流程

1. 收集资料和病史　在评估之前,评估者需要收集相关的资料和病史信息。这可能包括婴儿的出生背景、既往病史、发育情况和喂养方式等。这些信息可以提供评估的背景,使评估更全面。

2. 观察口腔结构和外观　评估者开始观察婴儿的口腔结构和外观。这包括观察婴儿的唇、颚、舌头、颊部等口腔结构的形态、对称性和异常情况。评估者可以使用照明器具和相关工具来帮助观察。

3. 吸吮评估　评估者观察婴儿的吸吮能力和吸吮技巧。这可能涉及观察婴儿吸吮乳头或奶瓶的姿势、力度、频率和节奏。评估者可以使用手动触诊或测力仪器来评估吸吮的协调性、顺畅性和能量传递情况。

4. 咀嚼评估　评估者观察婴儿的咀嚼能力和咀嚼技巧。观察婴儿在吞咽固体食物前的咀嚼动作,评估咀嚼的协调性、均匀性和力度。评估者可能需要观察多次以获取准确的评估结果。

5. 吞咽评估　评估者观察婴儿的吞咽能力和吞咽协调性。观察婴儿吞咽液体或固体食物的过程,评估舌头和咽喉的运动、协调性和有效性。评估者可能使用观察、听诊或其他相关工具来评估吞咽能力。

6. 语言发展评估　评估者评估婴儿的语言发展基础情况。观察婴儿的舌位调整、音素产生能力和语音流畅性等,以评估口腔功能对语言发展的影响。评估者可能需要与其他专业人员合作进行综合评估。

7. 结果记录和分析　评估者将观察和评估结果进行记录和分析。这可能包括使用评分表或量表来记录各项评估指标的结果。评估者可以对结果进行综合分析,确定婴儿口腔功能的发展水平和存在的问题。

以上流程是一般的婴儿口腔功能评估的实施过程,具体步骤可能因评估者的专业背景、实际情况和评估目的而有所不同。评估者应根据具体情况灵活调整评估流程,并确保评估过程的准确性、客观性和可靠性。评估结果可以为制订个性化的康复干预计划提供重要依据。

四、评估婴儿口腔功能的工具

1. Infant Oral-Motor Assessment Scale(IOMA) 这是一种用于评估婴儿口腔运动和功能的综合工具。它用于观察婴儿的口唇、舌头、颚骨和面部肌肉运动,以及吸吮、吞咽和舌头运动等方面的表现。通过评分系统,可以评估婴儿口腔功能的异常程度和改善情况。

2. Neonatal Oral-Motor Assessment Scale(NOMAS) 这是专门针对新生儿口腔功能评估的工具。它用于评估新生儿的吸吮和吞咽能力、口唇和舌头运动、面部表情等方面的表现。NOMAS 可用于早产儿或患有吞咽困难的婴儿的口腔功能评估。

3. 照片和视频观察 医生和专业人员可以使用照片或视频记录婴儿的吸吮、吞咽和舌头运动等口腔功能表现。通过观察和分析这些记录,可以评估口腔功能的异常、协调性和效率。

4. Swallowing Assessment Feeding Evaluation(SAFE) 这是一种用于评估婴儿吞咽功能的工具。它包括观察婴儿的吞咽动作、吞咽协调性和食物通过喉咙的情况。SAFE 可以帮助评估婴儿吞咽困难的原因和程度,并指导相应的治疗计划。

5. 语音和言语评估 对于婴儿的语音和言语发展,可以使用专业的语音和言语评估工具,如 Infant Toddler Symptom Checklist(ITSC)和 MacArthur-Bates Communicative Development

Inventories（CDI）等。这些工具可以评估婴儿的发音、语音理解和语言表达能力。

通过使用上述口腔功能评估工具，医生和专业人员可以全面评估婴儿口腔功能的状态和问题，并据此制订合适的干预和治疗计划，以促进婴儿健康的口腔发展和喂养能力。

五、婴儿的口腔功能评估的意义

1. 早期发现口腔结构和功能异常　通过口腔功能评估，可以早期发现婴儿口腔结构和功能的异常情况，如唇裂、腭裂、舌系带过长等。这些异常情况可能会影响婴儿的吸吮、吞咽和发音能力，及时评估有助于及早进行合适的干预和治疗。

2. 指导喂养技巧和乳汁摄入　口腔功能评估可以帮助指导喂养婴儿和乳汁摄入的技巧，特别是对于母乳喂养。通过评估婴儿的口唇、舌头和颚骨的功能，可以确定适当的喂养姿势和乳汁流动路径，以确保婴儿获得充分的营养和满意的吸吮体验。

3. 预防婴儿喂养障碍　口腔功能评估可以帮助预防婴儿喂养障碍的发生。通过评估婴儿的吸吮和吞咽能力，可以及早发现潜在的喂养问题，采取干预措施，避免喂养困难和喂养失败。

4. 语言和言语发展评估　婴儿口腔功能评估对于评估婴儿的语言和言语发展具有重要意义。口腔的结构和功能异常可能会影响婴儿的发音和语言能力的发展，通过评估口腔功能，可以及早发现并干预语言和言语发展的问题。

综上所述，婴儿口腔功能评估具有早期发现异常、指导喂养、预防喂养障碍和评估语言发展等重要意义。通过专业的评估,可以提供个体化的干预措施和治疗,促进婴儿健康的口腔和言语发展。

六、婴儿的口腔功能异常对母乳喂养的影响

1. 吸吮困难　口腔功能异常可以导致婴儿吸吮困难。例如,唇裂、腭裂或舌系带过长等口腔结构异常可能影响婴儿正确形成吸吮动作或使吸吮力度不足。这可能导致婴儿难以有效地吸取乳汁,影响营养的摄入。

2. 吞咽困难　口腔功能异常还可能引起婴儿吞咽困难。例如,腭裂或口腔肌肉功能障碍可能影响婴儿的吞咽协调性。这导致乳汁可能流向鼻腔或呼吸道,引起呛咳或窒息,也会降低喂养效率。

3. 喂养时间延长　口腔功能异常可能导致婴儿喂养时间延长。因为口腔结构或功能的异常,婴儿可能需要更长的时间来摄取足够的乳汁。这可能会给婴儿和母亲带来疲劳和不便。

4. 减少乳汁摄入量　口腔功能异常可能导致婴儿减少乳汁摄入量。由于吸吮或吞咽困难,婴儿可能无法充分摄取所需的乳汁量,导致体重增长不足和营养不良。

5. 心理和情感影响　口腔功能异常可能对婴儿的心理和情感产生影响。婴儿在喂养过程中可能经历疼痛、挫败感或不适感,这可能影响他们与母亲正面互动,影响积极喂养体验的建立。

婴儿口腔功能异常对喂养的影响需要及早识别和干预。通过专业的评估和治疗,可以帮助改善口腔功能异常,提高婴儿的吸吮和吞咽能力,促进正常的喂养过程和营养摄入,确保婴儿健康的生长发展。

七、婴儿口腔功能异常的治疗

1. 吸吮和咀嚼训练　通过吸吮和咀嚼训练来改善婴儿口腔功能。专业人员可以通过指导母亲在喂养过程中采取正确的姿势和技巧,帮助婴儿改善吸吮和咀嚼动作。这可能包括使用合适的奶嘴或吸吮训练器,以及提供合适的固体食物和咀嚼材料。

2. 舌腭协调训练　针对舌腭协调不良的问题,可以进行舌腭训练。这可能包括舌腭操、舌腭刺激和舌腭运动训练等。通过逐步引导婴儿进行特定的舌腭动作,帮助其建立正确的舌腭协调性。

3. 口腔肌肉训练　针对口腔肌肉功能异常,可以进行口腔肌肉训练来加强口腔肌肉力量和协调性。这可能包括吹气、口腔运动和吞咽训练等。通过特定的口腔肌肉运动和练习,帮助婴儿改善口腔肌肉功能。

4. 康复器械辅助　在治疗过程中,评估者可以使用康复器械辅助进行口腔功能训练。例如,口腔肌肉训练器、舌腭训练器和吸吮训练器等。这些器械可以帮助婴儿进行特定的口腔功能练习,促进其正常发育。

5. 家庭辅导和支持　治疗过程中,家庭的参与和支持非常重要。专业人员可以向家长提供口腔功能训练的指导和建议,帮助他们理解婴儿口腔功能异常的原因和治疗方法。家长的积极配合和日常实践对治疗的成功至关重要。

治疗婴儿口腔功能异常需要综合考虑婴儿的具体情况和需求,制订个性化的康复计划。治疗过程中,专业人员应密切观察婴儿的进展,并根据需要进行调整和修改。同时,与其他专业人员(如言语治疗师、牙科医生)的合作也是必要的,以综合评估和治疗婴儿口腔功能异常。早期的干预和持续的治疗可以最大限度地促进婴儿口腔功能的正常发展。

（谢 健）

第三节 婴儿含乳评估

一、定义

婴儿含乳评估是一种专业的评估方法,用于评估婴儿吸吮乳头或奶瓶的能力和吸吮协调性。这项评估旨在了解婴儿的吸吮能力、力度、频率、协调性以及吞咽能力等相关指标。

二、评估内容

在婴儿含乳评估中,专业人员会观察婴儿吸吮的动作和行为。主要内容包括以下几个方面。

1. 吸吮力度评估 评估婴儿吸吮乳头或奶瓶时的力度。通过观察婴儿的嘴唇封闭情况、颚部运动以及吸吮乳头或奶瓶时的力度,来判断吸吮力度的强弱。

2. 吸吮频率评估 评估婴儿吸吮乳头或奶瓶的频率。观察婴儿吸吮的速度和频率,以了解吸吮的节奏和频率是否正常。

3. 吸吮协调评估 评估婴儿吸吮的协调性。观察婴儿的舌面运动、颚部运动和嘴唇活动等,判断吸吮的协调性和顺畅程度。

4. 吞咽评估 评估婴儿吞咽的能力。观察婴儿吞咽液体或固体食物时的咽喉运动和舌位调整,以了解吞咽的协调性和有效性。

通过以上评估内容的综合分析,可以帮助专业人员了解婴儿含乳能力的发育情况,发现吸吮问题或吞咽困难,并为早期干预和治疗提供指导。婴儿含乳评估需要由经验丰富的专业人员进行,以确保评估的准确性和可靠性。评估结果将为医疗团队制订个性化的喂养计划提供重要依据,促进婴儿的健康发育。

三、婴儿含乳评估实施流程

1. 准备工作　专业人员在评估开始前需确认备好相关工具和材料,包括乳头或奶瓶、观察表格、计时器等。

2. 与家长沟通　与婴儿的家长进行沟通,了解婴儿的喂养历史、喂养方式和存在的问题。解释评估的目的、过程和可能的结果,征得家长的同意。

3. 观察吸吮姿势　观察婴儿吸吮乳头或奶瓶的姿势。注意婴儿头部和颈部的位置,嘴唇的封闭情况,舌头的运动等。评估吸吮姿势是否正确,以确保乳汁流动正常。

4. 评估吸吮力度　观察婴儿吸吮乳头或奶瓶的力度。可以观察乳头或奶瓶被婴儿吸吮时的变形程度,以及乳头或奶瓶的移动情况。评估吸吮力度的强弱和均匀性。

5. 观察吸吮频率　观察婴儿吸吮乳头或奶瓶的频率和节奏,记录每分钟的吸吮次数,观察吸吮的间歇时间,评估吸吮的频率和节奏是否正常。

6. 评估吸吮的协调性　观察婴儿吸吮时嘴唇、舌头和颚部的协调性。检查婴儿的舌面运动和颚部运动,评估吸吮的协调性和顺畅程度。

7. 评估吞咽能力　观察婴儿吞咽液体或固体食物的能力。观察婴儿的咽喉运动和舌位调整,评估吞咽的协调性和有效性。

8. 记录和分析结果　将观察到的数据和评估结果记录在表格中,进行分析和总结。评估结果可用于制订个性化的喂养计划和口腔康复计划。

9. 与家长交流　与家长分享评估结果,解释评估的意义和可能的干预措施。提供建议和指导,以促进婴儿的健康发育。

婴儿含乳评估实施流程需由经验丰富的专业人员进行,确保评估的准确性和可靠性。在评估过程中,需关注婴儿的舒适度和吸吮乳头或奶瓶的适配性,确保评估的安全性和有效性。同时,与家长保持良好的沟通和合作,共同关注婴儿的喂养和口腔健康。

四、常用的婴儿含乳评估量表

1. Neonatal Oral-Motor Assessment Scale(NOMAS)NOMAS 是一种广泛使用的婴儿含乳评估量表,用于评估婴儿的吸吮和咽喉功能。该量表包括 29 个项目,涵盖了吸吮力度、吸吮频率、唇舌协调、咀嚼和咽喉运动多个方面。评估者根据观察和操作,对每个项目进行打分,最后得出各个方面的综合评分。

2. Infant Breastfeeding Assessment Tool(IBFAT)　IBFAT 是一种用于评估母乳喂养的婴儿含乳量表。该量表包括 15 个项目,评估者观察婴儿在吸吮乳头时的姿势、嘴唇的封闭情况、吸吮力度、吞咽协调性等。评估者根据观察结果对每个项目进行打分,并计算得出总分,以评估婴儿的含乳能力。

3. Preterm Oral Feeding Readiness Assessment Scale(POFRAS)　POFRAS 是一种针对早产婴儿的含乳评估量表。

该量表包括 12 个项目,评估者观察婴儿的嘴唇封闭、舌头协调性、咀嚼动作等。评估者根据观察结果对每个项目进行打分,并计算得出总分,以评估早产婴儿的含乳能力和母乳喂养准备程度。

这些量表均经过专业验证和研究,可靠且有效。评估者可以根据婴儿的年龄、发育情况和需要,选择适合的量表进行评估。评估量表的使用需要经过专业培训,并结合临床经验进行综合评估和解读。量表结果可以为制订个性化的喂养计划和康复干预提供重要参考。

五、婴儿含乳不良对母乳喂养的影响

1. 乳汁量不足　婴儿含乳不良可能导致吸吮效果不佳,无法有效刺激乳腺产生足够的乳汁。这可能对母乳供应造成困扰,导致乳汁量不足或无法满足婴儿的需要。

2. 乳头疼痛和损伤　婴儿含乳不良可能导致婴儿的吸吮力度过强或吸吮技巧不正确,给乳头带来过度的压力和摩擦。这可能导致乳头疼痛、乳头裂伤和乳头出血等问题,使母亲在哺乳过程中感到不适和痛苦。

3. 母婴情感互动问题　婴儿含乳不良可能导致母婴之间的情感互动受到影响。婴儿无法获得充分的满足感和安抚,可能会引发哭闹、不安和沮丧等情绪反应。这可能影响母婴的情感联结和相互满足,对母乳喂养的体验和质量产生负面影响。

4. 婴儿生长与发育问题　婴儿含乳不良可能会导致婴儿吸收营养不足,影响婴儿的生长和发育。乳汁中的营养成分对婴儿的健康和发育至关重要,而婴儿吸吮不良可能导致摄入的营养减少,从而影响体重增长和整体发育。

5. 喂养困难和挫败感　婴儿含乳不良可能给母亲带来喂养困难和挫败感。母亲可能会感到困惑、无助和焦虑,不知道如何改善婴儿的含乳问题。这可能对母亲的信心和喂养动力产生负面影响,甚至可能导致早期放弃母乳喂养。

关于婴儿含乳不良对母乳喂养的影响,及早评估和干预是至关重要的。专业人员可以通过评估婴儿的吸吮技巧和功能,提供个性化的支持和指导,帮助婴儿克服含乳困难,促进母乳喂养的成功和持续。同时,专业人员还可以为母亲提供情感支持和教育,帮助她们应对挑战,建立积极的喂养体验和信心。

六、婴儿含乳不良的治疗

1. 吸吮技巧训练　通过吸吮技巧训练来改善婴儿的含乳问题。专业人员可以教授母亲如何正确调整婴儿的吸吮姿势和技巧,以提高吸吮效果。这可能包括正确的唇咬合、舌头位置和吸吮节奏等。通过指导和练习,帮助婴儿建立有效的吸吮模式。

2. 辅助喂养工具　针对吸吮困难的婴儿,可以考虑使用辅助喂养工具来提供额外的支持和刺激。例如,乳盾、吸吮器或奶瓶等。这些工具可以帮助婴儿更好地掌握吸吮技巧,并鼓励乳房刺激和乳汁摄取。

3. 寻求专业支持　对于严重的含乳问题,建议寻求专业人员的支持和指导。例如儿科医生或口腔功能治疗师等。专业人员可以通过评估婴儿的吸吮技巧和功能,提供个性化的治疗方案和建议。他们还可以解答问题、提供支持和监测婴儿的进展。

4. 母乳供应管理　对于乳汁量不足或供应问题,正确管理母乳供应也是重要的。这可能包括频繁哺乳、保持充分的水分摄入、进行乳房按摩等。专业人员可以提供指导和建议,帮助母亲增加乳汁产量,保持乳房健康。

5. 情感支持和建立亲子关系　婴儿含乳不良可能对母婴情感联结产生负面影响。因此,提供情感支持和鼓励母婴互动非常重要。专业人员可以提供支持、教育和技巧,帮助母亲与婴儿建立安全、亲密的喂养关系。

治疗婴儿含乳不良需要综合考虑婴儿的具体情况和需求,制订个性化的治疗计划。早期的干预和持续的治疗可以最大限度地促进婴儿对母乳喂养的适应和乳汁摄取。家庭积极参与和遵循专业人员的建议也是治疗成功的关键。

（谢　健）

第四节　婴儿吸吮和吞咽功能评估

一、定义

婴儿吸吮和吞咽功能评估是一种系统的评估方法,旨在评估婴儿口腔功能的协调性、力度和效能,以及吸吮和吞咽动作的顺畅性和正常发展情况。这项评估涉及观察婴儿的吸吮和吞咽过程,评估其口唇、舌头、颚部和咽喉的运动和协调性,以判断其吸吮和吞咽能力的成熟程度。

二、评估内容

1. 吸吮评估

（1）观察婴儿吸吮乳头或奶瓶的姿势和技巧。

（2）评估吸吮的力度、频率和节奏。

（3）观察唇、舌头和颚部的动作和协调性。

2. 吞咽评估

（1）观察婴儿吞咽液体或固体食物的过程。

（2）评估舌头和咽喉的运动和协调性。

注意观察婴儿的咀嚼动作和咽喉吞咽能力。

3. 协调性评估

（1）观察婴儿的吸吮和吞咽动作的协调性。

（2）评估吸吮、吞咽和咀嚼的顺序和转换。

（3）观察吸吮或咀嚼时的呼吸和舌位调整情况。

4. 姿势评估

（1）观察婴儿吸吮和吞咽时的身体姿势和头部位置。

（2）评估姿势对吸吮和吞咽功能的影响。

（3）观察婴儿是否能够保持稳定的姿势进行吸吮和吞咽。

5. 吸吮和吞咽反应评估

（1）观察婴儿在吸吮和吞咽过程中的反应和表情。

（2）评估婴儿对乳头或奶瓶的接受程度。

注意观察吸吮或吞咽时是否出现呛咳或窒息等问题。

评估者可以使用多种观察方法和工具，如视频记录、触诊和量表评估，以获得客观和全面的评估结果。婴儿吸吮和吞咽功能评估可了解婴儿口腔功能的发展情况，发现存在的问题，并提供针对性的康复干预和治疗方案，以促进婴儿吸吮和吞咽能力发展。

三、婴儿吸吮和吞咽功能评估的实施流程

1. 收集资料和病史　评估者首先收集相关的资料和病史信息，包括婴儿的出生背景、既往病史、发育情况和喂养方式等。通过了解婴儿的背景和情况,评估者可以更好地进行评估并制定个性化的治疗计划。

2. 观察吸吮和吞咽过程 评估者开始观察婴儿的吸吮和吞咽过程,包括观察婴儿吸吮乳头或奶瓶的姿势、力度、频率和节奏,以及观察婴儿吞咽液体或固体食物的过程等。评估者需特别注意唇、舌头、颚部和咽喉的动作和协调性。

3. 评估吸吮和吞咽反应 评估者观察婴儿对吸吮和吞咽的反应和表情。这可能包括评估婴儿对乳头或奶瓶的接受程度,观察婴儿在吸吮或吞咽过程中是否出现呛咳、窒息或其他不适反应。

4. 协调性评估 评估者评估吸吮和吞咽动作的协调性。观察吸吮和吞咽、咀嚼的顺序和转换,以及吸吮或咀嚼时的呼吸和舌位调整情况。评估者还注意观察婴儿是否能够保持稳定的姿势进行吸吮和吞咽。

5. 结果记录和分析 评估者对观察和评估结果进行记录和分析。这可能包括使用评分表或量表来记录各项评估指标的结果。评估者对结果进行综合分析,确定婴儿吸吮和吞咽功能的发展水平和存在的问题。

6. 康复干预和治疗计划 根据评估结果,评估者制订个性化的康复干预和治疗计划。这可能包括吸吮和咀嚼训练、口腔肌肉训练、辅助喂养工具的使用等。评估者与家长共同制定目标,并提供指导和支持。

以上流程是一般婴儿吸吮和吞咽功能评估的实施过程,具体步骤可能因评估者的专业背景、实际情况和评估目的而有所不同。评估者应根据具体情况灵活调整评估流程,并确保评估过程的准确性、客观性和可靠性。评估结果可以为制订个性化的康复干预计划和治疗方案提供重要依据。

四、婴儿吸吮和吞咽功能评估的量表

1. Infant Breastfeeding Assessment Tool（IBFAT）　这是一种广泛使用的婴儿母乳喂养评估量表,用于评估婴儿吸吮和吞咽在母乳喂养中的表现。它包括几项评估指标,如婴儿的吸吮效果、吸吮力度和乳头接触等。通过对各个方面进行打分,可以评估婴儿母乳喂养的适应性和效果。

2. Neonatal Oral-Motor Assessment Scale（NOMAS）　这是一种专门用于评估新生儿口腔 - 运动功能的量表。它包括各种观察项目,如唇部运动、舌头运动、颚部控制和吸吮表现等。通过观察这些项目并评分,可以评估婴儿的吸吮和吞咽功能的发展情况。

3. Pre-Feeding Skills（PFS）　这是一种评估婴儿吞咽前技能的量表,包括观察和评估婴儿的舌头运动、颚部控制和口腔清理等方面的表现。通过这个量表,可以评估婴儿在吞咽前的准备和技能发展情况。

4. Feeding Assessment Scale for Infants and Toddlers（FAST）　这是一种用于评估婴儿和幼儿喂养技能的量表。它包括如吸吮和吞咽的顺畅性、舌头控制、食物处理和喂养效果等各种观察项目。通过对这些项目进行评分,可以全面评估婴儿和幼儿的喂养能力和技能发展情况。

这些量表都是专业人员在婴儿吸吮和吞咽功能评估中常用的工具。通过使用量表,评估者可以系统地观察和评估婴儿的吸吮和吞咽表现,从而帮助制订个性化的康复干预和治疗计划。评估者可以根据具体需要和背景选择合适的量表进行评估。

五、婴儿吸吮和吞咽功能异常对母乳喂养的影响

1. 吸吮困难　吸吮功能异常可能导致婴儿在吸取乳汁时遇到困难。婴儿可能无法有效地吸吮乳头或奶瓶,导致吸吮力度不足或不协调。这可能导致婴儿无法获得足够的乳汁来满足其营养需求。

2. 频繁疲劳　吸吮和吞咽功能异常可能使婴儿在喂养过程中感到疲劳。由于吸吮不顺畅或颚部运动协调不良,婴儿可能需要更多的努力和时间来获取乳汁。这可能导致婴儿疲劳和母乳喂养提前终止。

3. 不充分的营养摄入　吸吮和吞咽功能异常可能导致婴儿无法摄入足够的乳汁,导致婴儿营养不良或体重增长缓慢。婴儿需要充足的营养来支持其生长和发展,吸吮和吞咽功能异常可能妨碍其获得足够的营养。

4. 母婴情感联结受影响　吸吮和吞咽功能异常可能导致母婴情感联结受到影响。婴儿可能无法与母亲建立良好的互动和情感联系,因为喂养过程中可能出现痛苦、挫败感或不适。这可能对母婴之间的情感连结和亲子关系产生负面影响。

5. 母乳不足　吸吮和吞咽功能异常可能对母乳供应产生影响。如果婴儿无法有效吸吮乳汁,可能导致乳汁供应不足或乳房堵塞。这可能会使母乳喂养变得困难,甚至可能导致母亲无法维持纯母乳喂养。

对于婴儿吸吮和吞咽功能异常对母乳喂养的影响,及时评估和干预至关重要。通过专业人员的帮助和指导,可以制订个性化的治疗计划和康复策略,帮助婴儿改善吸吮和吞咽功能,促进其对母乳喂养的适应和乳汁摄取。同时,提供情感支持和建立良好的亲子关系可以促进母婴之间的情感联结,

使喂养更加顺利。

六、婴儿吸吮和吞咽功能异常的治疗

1. 康复训练　通过康复训练如吸吮和咀嚼训练,可以改善吸吮和吞咽功能异常,加强相关肌肉的力量和协调性。康复训练可以通过专业人员的指导和示范来进行,同时也需要家长的积极参与。

2. 口腔肌肉训练　口腔肌肉训练可以帮助加强和改善婴儿的口腔肌肉控制和运动能力。口腔肌肉训练包括口腔肌肉的拉伸、收紧和协调练习等,可以促进吸吮和吞咽功能的发展。

3. 姿势调整　适当的姿势对婴儿的吸吮和吞咽功能非常重要。通过调整喂养姿势,可以帮助婴儿更好地掌握吸吮和吞咽技巧,减少吸吮困难和吞咽问题。

4. 辅助喂养工具　对于一些吸吮和吞咽功能异常的婴儿,使用一些辅助喂养工具可能有助于改善喂养效果。例如,使用特殊形状的奶嘴、喂养器具或吸管等可以提供更适合婴儿口腔的喂养方式。

5. 饮食管理　对于存在吞咽困难的婴儿,可能需要调整食物的质地和浓度,以便更容易吞咽和消化。营养师或专业人员可以根据具体情况制订相应的饮食计划,确保婴儿获得适当的营养。

6. 家长教育和支持　为了有效治疗吸吮和吞咽功能异常,家长的教育和支持至关重要。专业人员应与家长密切合作,向他们提供有关婴儿喂养技巧和方法的指导,以便在家庭环境中持续进行治疗和康复训练。

治疗婴儿吸吮和吞咽功能异常需要综合考虑婴儿的具体情况和需求。多学科专业团队的合作和个体化的治疗方案可

以帮助婴儿克服吸吮和吞咽困难,促进其正常喂养。及早干预和持续跟进可以提高治疗效果并改善婴儿的吸吮和吞咽能力。

(谢　健)

第五节　婴儿摄入评估

一、定义

婴儿摄入评估是一种通过观察和评估婴儿的喂养过程来确定其摄入量和技能的评估方法。

二、评估内容

1. 喂养方式和频率　记录婴儿的喂养方式(母乳、配方奶或辅食)以及每天的喂养频率,有助于了解婴儿的喂养模式和摄入量。

2. 食量评估　记录婴儿每次喂养时的乳汁或食物摄入量。可以通过称重乳汁或辅食的重量,或者通过观察奶瓶或辅食容器的剩余量来评估婴儿的食量。

3. 吸吮和吞咽评估　观察和评估婴儿的吸吮和吞咽技能。这包括观察吸吮的力度、频率和协调性,以及吞咽的效率和顺畅性。通过观察吸吮和吞咽过程,可以判断婴儿是否能够有效地摄入食物。

4. 姿势评估　观察婴儿的喂养姿势和母婴之间的互动姿势。正确的喂养姿势有助于婴儿建立良好的吸吮和吞咽模式。评估姿势包括观察婴儿的头部和身体的位置、婴儿和乳头之间的角度等。

5. 咀嚼和口腔控制评估　对于开始辅食的婴儿,评估其咀嚼和口腔控制技能很重要。观察婴儿的舌头运动、颚部控制和食物处理能力,从而判断婴儿是否能够适当地处理和咀嚼食物。

6. 营养评估　评估婴儿的营养状况,包括体重、身长和头围的增长曲线明确婴儿的营养发展情况,并判断是否需要调整喂养计划以满足其营养需求。

以上内容是婴儿摄入评估中常见的内容,通过评估婴儿的食量、吸吮和吞咽技能、姿势、咀嚼和口腔控制能力以及营养状况等因素,可以全面了解婴儿的摄入情况和喂养需求。根据评估结果,可以制订个性化的喂养计划和提供相应的咨询和支持。

三、婴儿摄入评估的实施流程

1. 收集背景信息　与父母或看护人交流,了解婴儿的年龄、性别、出生史、喂养方式、喂养频率等背景信息。这有助于了解婴儿的喂养模式和摄入情况。

2. 观察喂养过程　观察婴儿的喂养过程,包括喂奶或进食的方式、姿势、吸吮和吞咽的表现等。注意观察婴儿的吃饱程度、吸吮的力度和频率,以及吞咽的顺畅性和效率。

3. 记录食量　记录每次喂养的食量,可以通过测量乳汁或食物的重量,或者通过观察奶瓶或辅食容器的剩余量,以评估婴儿的食量是否足够。

4. 评估吸吮和吞咽技能　观察和评估婴儿的吸吮和吞咽技能,可以观察吸吮的力度、频率和协调性,以及吞咽的顺畅性和效率。使用专业工具,如吸吮评估器或观察婴儿的口腔运动,以便更准确地评估吸吮和吞咽技能。

5. 评估姿势 观察婴儿的喂养姿势和母婴之间的互动姿势。评估喂养姿势的正确性,包括观察婴儿的头部和身体的位置,乳头或辅食与婴儿口腔的角度和位置等。

6. 评估咀嚼和口腔控制 对于开始辅食喂养的婴儿,评估其咀嚼和口腔控制技能,可以观察其舌头运动、颚部控制和食物处理能力,从而判断婴儿是否能够适当地处理和咀嚼食物。

7. 营养评估 评估婴儿的营养状况,包括体重、身长和头围的增长曲线。这可以提供婴儿的营养发展情况,并判断是否需要调整喂养计划以满足其营养需求。

8. 分析和解释结果 对收集的数据和观察结果进行分析和解释,以评估婴儿的摄入情况和喂养需求。根据评估结果,制订个性化的喂养计划和提供相应的咨询和支持。

婴儿摄入评估的实际流程需要综合考虑婴儿的喂养方式、姿势、吸吮和吞咽技能、咀嚼和口腔控制能力以及营养状况等因素。专业人员应根据具体情况和需求,使用合适的评估工具和方法,以确保准确和全面地评估婴儿的摄入情况。

四、婴儿摄入评估的工具

1. 喂养日志 通过记录婴儿每次喂养的时间、喂养方式、摄入量、吃饱程度等信息,可以帮助评估婴儿的喂养模式和摄入量。

2. 观察工具 专业人员可以使用观察工具来评估婴儿的吸吮和吞咽技能、姿势等。例如,吸吮评估器可以用于评估婴儿的吸吮力度、频率及协调性。

3. 体重测量 通过定期测量婴儿的体重,评估其营养状况和体重增长情况。体重测量可以使用婴儿秤或体重计进行。

4. 吞咽影像学评估　对于特定情况下需要进一步评估婴儿的吞咽功能的情况,可以使用吞咽影像学技术,如吞钡检查或超声检查,来评估婴儿的吞咽过程和食物通过食管的情况。

5. 营养评估工具　专业人员可以使用标准化的营养评估工具来评估婴儿的营养状况。例如,使用婴儿的体重、身长、头围等数据,结合相应的百分位曲线和生长标准,来评估婴儿的生长和发育情况。

除了上述工具,专业人员还可以根据实际情况使用其他合适的评估方法。重要的是根据婴儿的具体需求和目标,选择和应用工具和方法,以确保准确和全面地评估婴儿的摄入情况。这些工具和方法应由专业人员进行操作和解释,以提供准确的评估结果和相应的咨询和支持。

五、婴儿摄入不足对婴儿的影响

1. 营养不足　婴儿摄入不足意味着他们无法获得足够的营养物质,如蛋白质、碳水化合物、脂肪、维生素和矿物质等。这可能会导致婴儿营养不良和生长发育受限,影响身体各系统的正常功能。

2. 发育延迟　适当的摄入对婴儿的发育至关重要。摄入不足可能导致婴儿发育延迟,包括身体的生长迟缓,认知能力、语言发展、运动技能等各方面的延迟。

3. 免疫功能下降　摄入不足可能导致婴儿免疫功能下降,使其更容易受到感染和疾病侵袭。充足的营养摄入有助于维持免疫系统的正常功能,提供足够的抗体和免疫细胞以对抗病原体。

4. 能量不足　婴儿需要足够的能量来支持他们的生长、发育和日常活动。营养摄入不足可能导致能量不足,使婴儿感到疲倦、乏力,影响他们的活跃度和注意力。

5. 营养缺乏症　长期的摄入不足可能导致婴儿出现营养缺乏症,如贫血、维生素缺乏症、矿物质缺乏症等。这些状况可能会影响婴儿的生理和心理健康。

因此,摄入不足可能对婴儿的整体健康和发展产生负面影响。及时发现并解决摄入不足问题,提供适当的营养支持和指导,对婴儿的健康和发展至关重要。专业人员应密切关注婴儿的摄入情况,并与家庭合作,制订合适的喂养计划和营养方案以满足婴儿的营养需求。

六、婴儿摄入不足的治疗

1. 调整喂养方法和频率　根据婴儿的年龄和需求,调整喂养方法和频率。母乳喂养情况下,可以增加喂养次数、延长每次喂养的时间。配方奶或辅食喂养时,可以根据婴儿的需求增加食物的摄入量和频率。

2. 提供营养补充　婴儿摄入不足时,可能需要额外的营养补充,包括添加营养丰富的奶粉、添加维生素和矿物质的补充剂,或根据专业人员的建议使用特殊配方奶。

3. 姿势和技巧指导　提供关于正确喂养姿势和技巧的指导,以帮助婴儿更有效地吸吮和吞咽。姿势和技巧指导包括正确的婴儿姿势和母亲姿势,婴儿口腔的位置和角度等。

4. 营养咨询和教育　提供专业的营养咨询和教育,向父母或看护人提供关于婴儿营养需求、喂养技巧和摄入量的信息。这可以帮助他们更好地了解和满足婴儿的营养需求。

5. 多学科团队治疗　对于复杂的婴儿摄入不足情况,可能需要多学科团队的治疗,包括儿科医生、营养师、语言治疗师等。他们可以共同评估婴儿的营养需求和摄入情况,并制订个性化的治疗计划。

　　婴儿摄入不足的治疗需要根据婴儿的具体情况和原因进行个性化的调整。重要的是与专业人员密切合作,根据婴儿的需求和发展阶段,定期评估和调整治疗计划,以确保婴儿的营养需求得到满足,并促进其健康和发育。

七、婴儿摄入不足评估的常用的量表

　　1. 婴儿喂养评估量表(Infant Feeding Assessment Scale, IFAS)　IFAS 是一个广泛使用的标准化量表,用于评估婴儿的喂养行为和技能。该量表包括吸吮和吞咽技能、喂养姿势、摄入量等多个方面的评估项目。

　　2. 婴儿喂养评估量表(Infant Feeding Assessment Tool, IFAT)　IFAT 也是常用的喂养评估量表,用于评估婴儿的喂养状况和需要。它包括喂养方式、食物摄入量、吸吮技能、姿势等项目。

　　3. 婴儿喂养行为量表(Infant Feeding Behavior Scale, IFBS)IFBS 是专门用于评估婴儿喂养行为的量表,包括婴儿的饥饿感、吸吮和吞咽技能、需求和满足感等项目。

　　4. 婴儿食物摄入量评估量表(Infant Food Intake Assessment Scale, IFIAS)　IFIAS 是用于评估婴儿食物摄入量的量表,包括母乳或配方奶的喂养量、辅食的摄入量等项目。

　　这些量表可由专业人员使用,通过观察和记录婴儿的喂养行为、摄入量以及相关的技能和姿势等方面的数据,来评估婴儿的摄入状况和喂养需求。在评估过程中,量表结果可以为专业人员提供客观的数据和参考,以制订个性化的治疗计划和营养方案,以满足婴儿的营养需求并促进其健康发展。

　　　　　　　　　　　　　　　　　　　　　　　　(谢　健)

第九章 婴儿生长与评估

第一节 婴儿生长发育指标

一、定义

婴儿生长发育评估是一个系统、客观的过程,通过收集、测量和评估婴儿在生理、运动、认知和社交互动等方面的表现,从而了解婴儿的发育水平以及是否符合正常发展轨迹。这一评估过程依靠专业人士使用标准化的工具和方法,结合详细的观察和记录,对婴儿的生长、运动技能、认知能力和社交互动进行全面、综合的分析和解释。婴儿生长发育评估的目标是早期发现可能的发展问题,提供个体化的关怀和支持,监测发展趋势,指导家长和教育者,以促进婴儿的全面发展,并使其潜力最大化。这一评估过程需要依据科学研究和儿童发展理论,并结合个体情况进行综合评估,为婴儿的健康和发展提供准确、全面的信息和指导。

二、评估的内容

婴儿生长发育评估是对婴儿在多个方面的发展进行系统观察、测量和评估。

(一)生理性生长评估

1. **体重评估** 使用专用的婴儿称量器测量婴儿体重,并与相应年龄和性别的标准曲线进行比较。

2. 身长评估　使用婴儿身长测量仪测量婴儿身长,并与同年龄婴儿进行比较。

3. 头围评估　使用软尺或专用的测头围仪器测量婴儿头围,并与同年龄婴儿进行比较。

（二）运动发育评估

1. 里程碑性动作　评估婴儿在抬头、翻身、坐立、爬行、站立和行走等方面的发展进程,观察婴儿能否达到预期的发育水平。

2. 精细动作　评估婴儿的手眼协调、抓握能力,精细手指运动等方面的发展水平。

（三）认知能力评估

1. 感知和注意力　观察婴儿对外界刺激的反应,包括对声音、光线、颜色等的注意力和反应。

2. 记忆能力　通过观察婴儿对熟悉物体或事件的记忆表现来评估其记忆能力。

3. 语言发展　评估婴儿的语音发展,理解简单指令、表达意图等方面的能力。

（四）社交互动评估

1. 眼神交流和注视　观察婴儿是否能够与他人进行眼神接触和交流。

2. 面部表情和情绪表达　评估婴儿的面部表情和情绪表达能力,包括笑容、惊讶、哭泣等。

3. 社交游戏和互动　观察婴儿与他人之间的互动和游戏行为,包括模仿、回应等。

（五）心理发育和行为评估

1. 情绪调节　评估婴儿的情绪调节能力,包括情绪表达、情绪转换和情绪响应等方面。

2. 睡眠和饮食习惯 观察婴儿的睡眠和饮食习惯,评估其正常发展和健康状态。

综上所述,婴儿生长发育评估的内容涵盖了生理性生长、运动发展、认知能力、社交互动、心理发育和行为等多个方面的观察和测量,旨在全面了解婴儿的发展状态以及是否符合正常发展轨迹。这些评估内容为早期发现问题、制订个性化的支持计划和家长指导提供了重要的信息依据。

三、婴儿生长发育评估的意义

婴儿生长发育评估基于提供客观、系统的评估方法,了解婴儿在生长、运动发展、认知能力和社交互动等方面的发展情况。以下是关于婴儿生长发育评估的意义。

1. 早期发现问题 通过评估婴儿的生长发育指标,可以早期发现婴儿可能存在的发展延迟、异常或其他问题。这有助于尽早采取干预措施,以减轻或纠正发展问题,最大限度地促进婴儿的全面发展。

2. 个体化关怀 婴儿生长发育评估可以帮助医务人员或专业人士了解婴儿的个体差异和特点,以便为其提供个性化的关怀和支持。针对不同婴儿的发展需求,可以制订有针对性的干预计划,以满足其特定的发展需求。

3. 监测发展趋势 通过定期进行婴儿生长发育评估,可以监测婴儿的发展趋势和变化。这有助于了解婴儿的发展进程是否符合正常范围,及时发现发展偏差或潜在问题,并进行干预和管理。

4. 指导家长和教育者 婴儿生长发育评估为家长和教育者提供了有关婴儿发展的客观信息和指导。家长可以了解婴儿当前的发展水平和待发展的领域,以便更好地支持和促进其发展。教育者可以根据评估结果,制订适合婴儿个体差异的教育计划和活动,以促进其在学习和发展方面的进步。

5. 研究和改进实践 婴儿生长发育评估为科学研究和实践提供了重要的数据和信息来源。通过对大量婴儿的评估结果的分析,可以加深对婴儿发展的理解,提高干预和管理策略的有效性,为儿童保健和教育领域的实践不断改进提供科学依据。

综上所述,婴儿生长发育评估的意义在于早期发现问题,提供个体化关怀,监测发展趋势,指导家长和教育者,为研究和改进实践提供数据支持。评估的目的是帮助婴儿健康发展,为最大程度地实现婴儿潜力提供良好的发展基础。

四、婴儿生长发育评估的实施流程

1. 收集背景信息 了解婴儿的出生日期、性别、健康状况、既往病史以及家庭环境等背景信息,这些信息可以帮助评估者全面了解婴儿的发育背景和相关影响因素。

2. 观察和交流 评估者通过观察和与婴儿、父母或主要照顾者的交流,收集婴儿在生理、运动、认知和社交等方面的表现。评估主要包括观察婴儿的动作、姿势和表情,与其进行互动并观察其对刺激的反应等。

3. 测量和记录 根据评估的目的和具体指标,使用相应的工具和方法测量和记录婴儿的生理指标(如体重、身长、头围等)和运动、认知、社交互动等方面的表现。测量时确保测量的准确性和一致性。

4. 与标准比较 将测量和观察所得到的数据与相关的发育标准和参考值进行比较。这些标准可以根据婴儿的年龄、性别和其他因素来确定,以帮助评估者判断婴儿在各个方面的发育水平是否与同龄婴儿相符。

5. 综合评估和解释　评估者将收集到的数据和观察结果进行综合评估,并将其呈现给婴儿的父母或主要照顾者。评估者解释评估结果,包括婴儿的优势和发展需改进的领域,并与家长讨论可能的干预措施和促进发展的建议。

6. 记录和跟踪　评估者将评估的结果和观察记录进行整理,建立婴儿的发育档案。定期追踪和更新婴儿的发育情况,以便进行长期的监测和干预。

需要注意的是,婴儿生长发育评估应由专业的儿科医生、儿科护士、儿科发育学家或其他专业人士进行,他们具备相关的专业知识和技能,能够准确评估婴儿的发育情况,并为婴儿的健康和发展提供适当的指导和支持。评估过程中应注重婴儿的安全和舒适,保证评估的过程尽可能轻松和愉快。

(陈春冉)

第二节　生　长　曲　线

一、概述

生长曲线是用于描述儿童生长和发育过程中的体重、身高、头围等指标随着年龄的变化趋势的图形。它是基于大量儿童的实际测量数据,并结合统计学方法进行分析和建模而得出的。

生长曲线通常以年龄为横轴,指标(如体重、身高等)为纵轴,并绘制出平均值、标准差及百分位数等曲线。平均曲线代表了儿童群体的平均生长水平,标准差曲线表示了变异范围,百分位数曲线则是表示儿童在特定年龄范围内的体量百分比。

生长曲线主要用于儿童生长发育的评估和监测。通过将个体的实际测量数据与相应年龄和性别的生长曲线进行比较,可以判断一个儿童的生长状态,是否存在生长迟缓、超重或肥胖等问题。此外,生长曲线还可以用于识别儿童发育异常或营养不良,并及早进行干预。

常用的生长曲线包括世界卫生组织(WHO)儿童生长标准、美国国家卫生计划(NCHS)生长曲线和中国儿童生长发育标准等。这些曲线基于大量的儿童数据,并经过统计分析和验证,被广泛应用于临床和公共卫生领域。

总之,生长曲线提供了评估和监测儿童生长状态的依据,可帮助识别发育异常,提供干预措施,对儿童的健康和发展具有重要意义。

二、世界卫生组织(WHO)生长曲线

(一)定义

世界卫生组织(WHO)生长曲线是一套用于评估婴儿和儿童生长发育的参考标准。它基于大规模人群的统计数据,绘制了体重、身高、头围等生长指标随年龄变化的曲线,用于评估个体的生长状态。

(二)意义

1. 生长评估 通过与生长曲线进行比较,可以评估婴儿和儿童的生长发育状况,判断其是否处于正常范围内。

2. 早期发现异常情况 通过观察个体在曲线上的位置,可以及早发现生长迟缓、过度生长等异常情况,为早期干预提供依据。

3. 提供参考标准　世界卫生组织生长曲线提供了全球范围内的统一参考标准,便于不同地区和国家进行儿童生长发育的比较和监测。

（三）实施流程

1. 数据收集　收集婴儿的生长数据,包括体重、身高、头围等指标。确保数据准确、可靠,并记录婴儿的年龄和性别等关键信息。

2. 选择适用的曲线　根据婴儿的年龄和性别,选择适用的世界卫生组织生长曲线进行评估。不同年龄段的婴儿适用的曲线不同。

3. 绘制曲线图　根据婴儿的生长数据,将其与相应的曲线进行比较,并绘制生长曲线图。曲线图上显示了标准曲线和百分位曲线。

4. 观察位置　注意儿童在曲线图上的位置。标准曲线代表了正常生长的平均水平,而百分位曲线则表示不同生长水平的个体所占的百分比。观察儿童的生长指标是否与标准曲线接近,以及它们位于百分位曲线的什么位置。

5. 比较百分位数　比较儿童的生长百分位数。百分位数表示儿童在特定年龄和性别组中的生长水平。例如,第 50 百分位数表示儿童的生长水平与同年龄和性别的儿童中位数相符。如果儿童的生长百分位数在第 10~90 范围内,通常被认为是正常范围。

6. 观察趋势　观察儿童在不同时间点的生长曲线图上的趋势。评估儿童的生长速度和发育情况是否符合预期。如果儿童的曲线呈现持续上升或下降的趋势,可能需要进一步评估。

7. 结合其他因素　解读生长曲线图时,还需要综合考虑其他因素,如个体差异、家族生长历史、慢性疾病等。生长曲线图仅作为评估儿童生长发育的参考,需要结合临床判断和其他相关信息。

需要注意的是,解读世界卫生组织生长曲线图时,应确保使用适用于儿童年龄和性别的相应曲线。此外,也应定期评估儿童的生长状态和变化趋势,以及时发现异常情况,并与医疗专业人员进行进一步讨论和评估。

(四)举例说明

【例1】

假设有一个6个月大的女婴,我们将使用世界卫生组织生长曲线来评估她的生长状态。

1. 数据收集 我们收集到女婴的体重数据,她在出生时的体重为3.2kg,目前的体重为6.2kg。

2. 选择合适的曲线 根据女婴的年龄和性别,我们选择6个月女婴的体重曲线来进行评估。

3. 绘制曲线图 根据女婴的体重数据,我们在6个月女婴的体重曲线上标记出她的体重点。这样我们就可以在曲线图上看到她的体重在相应的曲线上的位置。

4. 观察位置 观察女婴的体重点在曲线图上的位置。如果女婴的体重点位于标准曲线附近或在第50百分位数附近,说明她的体重水平与同年龄和性别的婴儿相当,属于正常范围。

5. 比较百分位数 在6个月女婴的体重曲线上,有不同百分位数的曲线,如第5、第50和第95百分位曲线。比较女婴的体重百分位数,如果她的体重在第50百分位数附近,说明她的体重水平与同年龄和性别的婴儿相当。

6. 观察趋势 如果女婴的体重曲线呈现持续上升的趋

势,即体重在不断增加,这符合预期的正常生长发育。

世界卫生组织生长曲线不仅可以用于评估体重,还可以用于评估身高、头围等生长指标。需要注意的是,在使用曲线时,应根据婴儿的年龄和性别选择适当的曲线,并结合其他因素如个体差异、家族生长历史等进行综合评估。

总之,使用世界卫生组织生长曲线的方法包括数据收集、选择合适的曲线、绘制曲线图、观察位置、比较百分位数和观察趋势。通过这些步骤,可以使用生长曲线来评估儿童的生长发育状况。

【例2】

世界卫生组织(WHO)生长曲线也可以用于检测生长发育异常的婴儿。以下是一个详细的示例。

1. 数据收集　收集婴儿的生长数据,包括体重、身长、头围等指标。假设我们有一个6个月大的男婴,他的体重为5kg,身长为60cm。

2. 选择适用的曲线　根据婴儿的年龄和性别,选择适用的世界卫生组织生长曲线进行评估。在这种情况下,我们选择6个月男婴的体重和身长曲线。

3. 绘制曲线图　根据婴儿的体重和身长数据,在相应的曲线图上标记出他们的数据点。这样,我们可以在曲线图上看到他们的体重和身长在相应曲线上的位置。

4. 观察位置和百分位数　观察婴儿的体重和身长点在曲线图上的位置。标准曲线代表了正常生长的平均水平,百分位曲线表示不同生长水平的个体所占的百分比。观察婴儿的体重和身长点是否接近标准曲线,以及它们位于百分位曲线的什么位置。

5. 比较百分位数　比较婴儿的体重和身长百分位数。

百分位数表示婴儿在特定年龄和性别组中的生长水平。例如,第50百分位数表示婴儿的体重和身长与同年龄和性别的婴儿中位数相符。如果婴儿的体重和身长百分位数在第10~90范围内,通常被认为是正常范围。

6. 观察趋势和变化　观察婴儿的体重和身长在曲线图上的趋势。评估婴儿的生长速度和发育情况是否符合预期。比较不同时间点的曲线图,观察婴儿生长是否符合预期。

在这个案例中,在观察婴儿的体重和身长点位置和百分位数时,可以发现以下情况。

(1)如果婴儿的体重和身长点位于低于第10百分位数的位置,表示婴儿的生长发育可能存在生长迟缓的问题。

(2)如果婴儿的体重和身长点位于高于第90百分位数的位置,表示婴儿的生长发育可能存在过度生长的问题。

在上述示例中,如果6个月男婴的体重和身长点位于第5百分位数以下,且呈现持续下降的趋势,这可能表示他的生长发育存在生长迟缓的异常情况。

需要注意的是,在评估生长发育异常时,还应结合其他因素如婴儿的喂养方式、健康状况等进行综合评估。如果对婴儿的生长发育情况有任何疑虑,建议咨询医疗专业人员以获取更准确的评估和建议。

三、Fenton生长曲线

(一)定义

Fenton生长曲线是一种用于评估早产儿生长发育的曲线,它基于大规模早产儿的统计数据,绘制了早产儿体重、身长和头围随胎龄和后天龄变化的曲线。

（二）意义

1. 早产儿评估 Fenton 生长曲线可以帮助评估早产儿的生长发育情况,提供了一个与同胎龄和后天龄的早产儿进行比较的参考标准。

2. 早期发现发育问题 通过对早产儿在 Fenton 生长曲线上的位置进行观察,可以及早发现生长迟缓、过度生长等异常情况,从而进行早期干预和管理。

3. 个性化评估 Fenton 生长曲线根据早产儿群体的数据绘制,考虑到早产儿生长发育的独特性,提供了更贴近实际情况的个性化评估。

（三）使用流程

1. 数据收集 收集早产儿的生长数据,包括体重、身长和头围等指标。确保数据准确、可靠,并记录胎龄和后天龄等关键信息。

2. 选择合适的曲线 根据早产儿的胎龄和后天龄,选择适用的 Fenton 生长曲线进行评估。Fenton 生长曲线提供了不同胎龄和后天龄范围的曲线供选择。

3. 绘制曲线图 根据早产儿的生长数据,在相应的 Fenton 生长曲线上标记出他们的数据点。这样我们可以在曲线图上看到他们的体重、身长和头围在相应曲线上的位置。

4. 观察位置和百分位数 观察早产儿的生长数据在曲线图上的位置。Fenton 曲线图上显示了标准曲线和百分位曲线。观察早产儿的生长数据是否接近标准曲线,以及它们位于百分位曲线的什么位置。

5. 比较百分位数 比较早产儿的体重、身长和头围在曲线图上的百分位数。百分位数表示早产儿在特定胎龄和后天龄组中的生长水平。例如,第 50 百分位数表示早产儿的生长指标与同胎龄和后天龄的早产儿中位数相符。

6. 观察趋势和变化 观察早产儿的体重、身长和头围在曲线图上的趋势。比较不同时间点的曲线图,观察早产儿生长发育是否符合预期。

(四)举例说明

Fenton 生长曲线也可以检测生长发育异常的情况。以下是一个详细的示例。

1. 数据收集 收集早产儿的生长数据,包括体重、身长、头围等指标。假设我们有一个 28 周胎龄的早产儿,他的后天龄为 6 个月,体重为 4.2kg,身长为 58cm。

2. 选择适用的曲线 根据早产儿的胎龄和后天龄,选择适用的 Fenton 生长曲线进行评估。在这种情况下,我们选择 28 周胎龄和 6 个月后天龄的 Fenton 曲线。

3. 绘制曲线图 根据早产儿的体重和身长数据,在相应的 Fenton 生长曲线上标记出他们的数据点。这样,我们可以在曲线图上看到他们的体重和身长在相应曲线上的位置。

4. 观察位置和百分位数 观察早产儿的体重和身长点在曲线图上的位置。Fenton 曲线图上显示了标准曲线和百分位曲线。观察早产儿的体重和身长点是否接近标准曲线,以及它们位于百分位曲线的什么位置。

5. 比较百分位数 比较早产儿的体重和身长百分位数。百分位数表示早产儿在特定胎龄和后天龄组中的生长水平。例如,第 50 百分位数表示早产儿的体重和身长与同胎龄和后天龄的早产儿中位数相符。如果早产儿的体重和身长百分位数在第 10~90 范围之外,可能表示生长发育存在异常。

6. 观察趋势和变化 观察早产儿的体重和身长在曲线图上的趋势。评估早产儿的生长速度和发育情况是否符合预期。比较不同时间点的曲线图,观察早产儿的生长发展是否符合预期。

在生长发育异常的早产儿例子中,在观察早产儿的体重和身长点位置和百分位数时,可以发现以下情况。

(1)如果早产儿的体重和身长点位于低于第10百分位数的位置,表示早产儿的生长发育可能存在生长迟缓的问题。

(2)如果早产儿的体重和身长点位于高于第90百分位数的位置,表示早产儿的生长发育可能存在过度生长的问题。

在上述示例中,如果28周胎龄的早产儿的体重和身长点位于低于第10百分位数的位置,且呈现持续下降的趋势,这可能表示他的生长发育存在生长迟缓的异常情况。

需要注意的是,在评估生长发育异常时,还应结合其他因素如早产儿的其他健康状况、营养摄入等进行综合评估。如果对早产儿的生长发育情况有任何疑虑,建议咨询医疗专业人员以获取更准确的评估和建议。

（黄艳敏）

第十章　母亲健康与饮食

第一节　孕 期 饮 食

一、孕期饮食的原则

1. 均衡和多样化　孕妇应通过摄入均衡、多样化的食物来获得各种营养物质,包括蛋白质、碳水化合物、脂肪、维生素和矿物质等。建议选择新鲜、天然的食物,并尽量避免加工食品和高糖、高脂食物。

2. 充足的蛋白质摄入　孕妇需要摄入足够的蛋白质来支持胎儿的生长和发育。建议选择瘦肉、家禽、鱼类、豆类、坚果和乳制品等富含优质蛋白质的食物。

3. 充足的纤维摄入　蔬菜、水果、全谷类和豆类等富含纤维的食物有助于消化系统的健康,还可以预防便秘。孕妇应适量增加这些食物的摄入。

4. 钙和维生素 D 的摄入　钙和维生素 D 对孕妇和胎儿的骨骼健康至关重要。建议通过摄入乳制品、鱼类、绿叶蔬菜和坚果等富含钙和维生素 D 的食物来满足需求,或根据医生建议使用补充剂。

5. 叶酸的补充　叶酸在孕早期对神经管发育至关重要。孕妇应在孕期前开始补充叶酸,并增加绿叶蔬菜、豆类和整粒食品的摄入量。

6. 控制咖啡因摄入　高咖啡因摄入与胎儿发育问题有关。建议限制咖啡、茶和含咖啡因的饮料的摄入量。

7. 饮水和液体摄入　保持良好的水分摄入对于维持孕妇的健康至关重要。建议每天饮用足够的水,并适度摄入其他无咖啡因的液体。

8. 避免食用生鱼、生肉和生蛋　生食可能存在细菌和寄生虫的风险,对孕妇和胎儿的健康有潜在危害。建议避免食用生鱼、生肉和生蛋,食用食物前确保食物彻底煮熟。

总之,孕期饮食的原则包括多样化和均衡、充足的营养摄取、钙、维生素 D 和叶酸的补充、适度的液体摄入、控制咖啡因摄入和避免食用生食等。孕妇应根据个人情况和医生的建议制订适合自己的饮食计划。

二、孕期饮食的禁忌

为了保护孕妇和胎儿的健康,应避免可能带来风险的食物或饮品的摄入。以下是一些孕期饮食的专业禁忌。

1. 生鱼和生肉　生鱼和生肉可能携带致病的细菌、寄生虫或病毒,如生鱼片、寿司、生肉汉堡等。这些可能导致食物中毒和感染,对孕妇和胎儿造成危害。因此,孕妇应避免食用生鱼和生肉。

2. 生蛋和未加热的蛋制品　生蛋和未加热的蛋制品可能携带沙门氏菌等致病菌,为孕妇和胎儿带来风险。因此,孕妇应避免食用生蛋、生蛋黄、生蛋白和未加热的蛋制品,如半熟蛋、蛋奶酥、生蛋黄酱等。

3. 咖啡因　高咖啡因摄入与早产、低出生体重和发育问题相关。孕妇应限制咖啡、茶、可乐和含咖啡因的其他饮料的摄入。建议每天摄入的咖啡因不超过 200mg。

4. 酒精　孕期饮酒会增加胎儿出生缺陷、智力发育问题和神经行为异常的风险。孕妇应避免饮酒,少量摄入酒精也不行。酒精可通过胎盘进入胎儿的血液循环,并对胎儿产生负面影响。

5. 含汞高的鱼类　某些鱼类(如鲭鱼、旗鱼、鲨鱼等)可能含有较高的汞含量,而汞对胎儿的神经系统发育有害。孕妇应避免食用这些高汞鱼类,选择低汞鱼类(如鳕鱼、鲑鱼、虹鳟鱼等)作为更安全的替代品。

6. 未经加工的奶制品　未经加工的奶制品可能携带致病菌,如产生李斯特菌的未经巴氏杀菌的奶制品。这些菌会增加感染和食物中毒的风险。孕妇应选择经过巴氏杀菌或高温灭菌处理的奶制品。

此外,孕妇还应避免过度饮食,避免摄入过多的糖、盐和饱和脂肪。了解并遵守这些孕期饮食禁忌有助于减少孕妇和胎儿的健康风险,促进正常孕期发育。孕妇应在孕期咨询医生或专业营养师,以获得个性化的饮食建议。

三、孕期饮食与母乳喂养的关系

1. 孕期饮食与母乳喂养之间存在密切的关系　孕妇在孕期饮食摄取合理,可以为母乳喂养提供充足的营养物质,提高母乳的产量和质量,进而对婴儿的健康和发育起到关键作用。

2. 营养供给　孕期饮食的合理营养供给对母乳的产量和质量至关重要。孕妇应摄取足够的蛋白质、碳水化合物、脂肪、维生素和矿物质等营养物质,以满足母乳中各种营养物质的需求。

3. 蛋白质　孕妇在孕期需要摄取足够的蛋白质,以支持母体组织的生长和修复,并提供足够的蛋白质来合成乳汁中的蛋白质。蛋白质丰富的食物包括瘦肉、家禽类、鱼类、豆类、坚果和乳制品等。

4. 脂肪 摄取健康脂肪对母乳喂养至关重要。脂肪是乳汁的主要能量来源之一,同时也提供必需脂肪酸和脂溶性维生素。孕妇应选择富含不饱和脂肪酸的食物,如鱼类、坚果、橄榄油等。

5. 钙和维生素 D 孕妇需要摄取足够的钙和维生素 D,以维持骨骼健康,并使母乳钙含量充足。乳制品、鱼类和绿叶蔬菜是富含钙和维生素 D 的食物。

6. 叶酸 孕期摄取足够的叶酸对母乳喂养起着重要作用。叶酸有助于乳腺细胞的增殖和乳汁的合成。孕妇应在孕期前开始补充叶酸,并增加绿叶蔬菜、豆类和全谷类的摄入量。

7. 水分摄入 孕妇需要保持良好的水分摄入,以满足母乳的产量并维持自身的正常水合状态。

适当的孕期饮食有助于满足母乳喂养所需的营养需求,提升母乳的产量和质量。然而,每个母亲的情况可能不同,建议孕妇在孕期咨询医生或专业营养师,以获得个性化的饮食指导。

(刘 颖)

第二节 哺乳期饮食

一、哺乳期饮食原则

1. 均衡和多样化 哺乳期妇女应保持均衡和多样化的饮食,摄入各种营养物质,包括蛋白质、碳水化合物、脂肪、维生素和矿物质等。通过多种食物的摄入,可以确保母乳中的各种营养物质的充足供应。

2. 蛋白质 哺乳期妇女需要摄取足够的蛋白质,以支持婴儿的生长和发育,以及维持母亲体内组织的修复和生长。富含优质蛋白质的食物包括瘦肉、家禽类、鱼类、豆类、坚果、乳制品等。

3. 健康脂肪 适量的健康脂肪对母乳的产量和质量至关重要。哺乳期妇女应选择富含不饱和脂肪酸的食物,如鱼类、坚果、橄榄油等。这些脂肪酸对婴儿的神经系统发育和视力发育有益。

4. 碳水化合物 碳水化合物是哺乳期妇女身体能量的主要来源。建议选择富含纤维的复杂碳水化合物,如全谷类、蔬菜和水果,以维持血糖水平稳定。

5. 维生素和矿物质 哺乳期妇女需要摄取足够的维生素和矿物质,以满足自身和婴儿的营养需求。特别是钙、铁、维生素 D 和叶酸等营养物质对母乳喂养至关重要。建议通过合理的饮食或根据医生建议使用补充剂来满足这些需求。

6. 饮水 哺乳期妇女应保持良好的水分摄入,以维持身体的水合状态和乳汁产量。建议饮用足够的水,并根据口渴的程度增加饮水量。

除了上述原则,哺乳期妇女还应注意避免过度摄入咖啡因,避免摄入酒精,减少加工食品和高糖食物的摄入,并注意避免食用可能引起婴儿过敏的食物。

哺乳期饮食与母乳喂养之间存在密切的关系。母乳喂养是一种天然的喂养方式,提供了婴儿所需的各种营养物质和抗体,有助于婴儿的生长和发育。哺乳期妇女的饮食对母乳的产量、质量和营养成分起着至关重要的影响。

每个母亲的饮食需求可能有所不同,因此建议哺乳期妇女在咨询医生或专业营养师的指导下,制订适合自己的个性化的饮食计划。

二、哺乳期饮食与母乳喂养的关系

1. 营养供给　哺乳期妇女需要摄取充足的营养物质,以满足自身和产乳的需求。合理的饮食摄入可以为母乳提供丰富的营养成分,如蛋白质、脂肪、碳水化合物、维生素和矿物质等。

2. 蛋白质　蛋白质是母乳的主要成分之一,对婴儿的生长和发育至关重要。哺乳期妇女应摄取足够的蛋白质,以维持母乳中蛋白质的合成和婴儿的蛋白质需求。富含优质蛋白质的食物包括瘦肉、家禽、鱼类、豆类、坚果、乳制品等。

3. 脂肪　脂肪是母乳中的重要能量来源之一,同时也提供脂溶性维生素和必需脂肪酸。哺乳期妇女应选择富含健康脂肪的食物,如鱼类、坚果、橄榄油等,以提升母乳的产量和质量。

4. 碳水化合物　碳水化合物是哺乳期妇女身体能量的主要来源,也是母乳中的重要成分之一。摄取适量的碳水化合物有助于满足产乳所需的能量供应。建议选择复杂碳水化合物,如全谷类、蔬菜和水果。

5. 维生素和矿物质　哺乳期妇女需要摄取充足的维生素和矿物质,以满足自身和婴儿的营养需求。特别是钙、铁、维生素 D 和叶酸等营养物质对母乳喂养至关重要。建议通过合理的饮食或根据医生建议使用补充剂来满足这些需求。

6. 水分摄入　哺乳期妇女应保持良好的水分摄入,以确保产乳所需的水合状态。充足的水分摄入有助于维持母乳的产量和稀释。

哺乳期妇女的饮食对母乳喂养的产量与质量有重要影响。然而,每个母亲的需求可能不同,建议在咨询医生或专业营养师的指导下制订个性化的饮食计划,以满足自身和婴儿的营养需求,并促进成功的母乳喂养。

三、哺乳期饮食禁忌

哺乳期饮食禁忌是为了保护母婴健康,避免可能带来风险的食物或饮品的摄入。以下是一些哺乳期饮食的禁忌。

1. 酒精 饮酒会导致酒精通过母乳传递给婴儿,从而对其中枢神经系统产生负面影响。酒精的摄入还可能影响母乳的产量和质量。因此,哺乳期妇女应避免饮酒,任何量的酒精都会产生负面影响。

2. 咖啡因 高咖啡因摄入容易使婴儿过度兴奋、睡眠问题或肠胃不适。哺乳期妇女应限制咖啡、茶、可乐和含咖啡因的其他饮料的摄入。建议每天摄入的咖啡因不超过 200mg。

3. 鱼中的汞 某些鱼类(如鲭鱼、旗鱼、鲨鱼等)可能含有较高的汞含量,而汞对婴儿的神经系统发育有害。哺乳期妇女应避免食用这些高汞鱼类,选择低汞鱼类(如鳕鱼、鲑鱼、虹鳟鱼等)作为更安全的替代品。

4. 大蒜、洋葱和辛辣食物 某些食物,如大蒜、洋葱和辛辣食物,可能会改变母乳的味道,导致婴儿对乳汁的接受度下降。因此,哺乳期妇女应注意这些食物的摄入量,避免过量食用。

5. 杂乱的饮食 哺乳期妇女应尽量避免过度饮食、暴饮暴食或摄入高脂肪、高糖和高盐的食物。这些不良的饮食习惯可能会对母乳喂养和婴儿健康产生负面影响。

6. 部分过敏原食物　某些食物如牛奶、鸡蛋、花生、坚果、鱼类、贝壳类、大豆和小麦等,可能引起婴儿过敏反应。若婴儿有过敏家族史,哺乳期妇女应避免摄入这些过敏原食物,或在医生指导下进行逐步引入。

遵守哺乳期饮食禁忌有助于减少对婴儿健康的潜在风险,并维护母婴的整体健康。尽管如此,每个母亲的情况可能不同,建议哺乳期妇女在医生或专业营养师的指导下,制订适合自己的个性化饮食计划。

（刘　颖）

第三节　哺乳期妇女用药

一、哺乳期（产褥期）妇女生理特点

胎盘一旦娩出,产妇便进入了哺乳期。胎盘娩出至产妇全身各器官除乳腺外恢复或接近正常未孕状态所需要的一段时间,一般为 6 周,称为产褥期。产褥期妇女的生理具有以下特点。

（一）乳房的变化

随着胎盘剥离排出,产妇血中雌激素、孕激素、胎盘生乳素水平急剧下降,产后呈低雌激素、高催乳素激素水平,乳汁开始产生。由于多数药物可经母血渗入乳汁中,故产妇于哺乳期用药时,应考虑药物对新生儿有无不良反应。

（二）循环系统及血液的变化

胎盘娩出后,子宫胎盘血液循环不复存在,且子宫缩复,大量血液从子宫涌入体循环,加之妊娠期过多组织间液回吸收,产后 72 小时内,血容量增加 15%~25%,既往有心脏病史的产妇,容易发生心力衰竭。血容量于产后 2~3 周恢复到孕前状态。

产褥早期血液仍处于高凝状态。纤维蛋白原、凝血酶、凝血酶原于产后 2~4 周内将降至非妊娠状态。

红细胞计数增多及血红蛋白值逐渐升高。白细胞总数与产褥早期相比仍较高,淋巴细胞稍减少,中性粒细胞增多,血小板数增多。

（三）消化系统的变化

妊娠期胃肠张力及蠕动减弱,需要约 2 周恢复。

（四）泌尿系统的变化

妊娠期体内潴留的多量水分主要经肾脏排出,故产后 1 周尿量增多。子宫复旧的代谢产物经尿排出,故尿中氨基酸、肌酐、肌酸增加,约 1 周后恢复。

（五）内分泌系统的变化

维持妊娠相关的激素减少,而维持泌乳及排乳的激素增加。垂体催乳激素因是否哺乳而异,哺乳产妇于产后下降,但仍高于非妊娠水平,吮吸乳汁时催乳激素明显增高;不哺乳的产妇则于产后 2 周降至非妊娠水平。

二、哺乳期药物动力学特点

大多数药物在从血浆向乳汁转运过程中,均以被动扩散的方式进入乳汁,分子量低于 200 的非电解质药物,可经乳腺上皮的膜孔扩散进入乳汁。扩散进入乳汁的药物量及速度,与药物的脂溶性、解离度、分子量大小、血浆与乳汁的 pH 值及药物在血浆和乳汁中的浓度梯度等因素有关。此外,乳腺的血流量、乳汁脂肪含量、婴儿吸吮的乳量等,对药物进入乳汁的量也有影响。

（一）一般规律

1. 乳汁中脂肪含量比血浆高,脂溶性高的药物容易穿过生物膜到乳汁中。

2. 药物分子量越小,越容易扩散到乳汁中。分子量<200 的药物,如酒精、吗啡、四环素,通过纯扩散作用即可从血浆向乳汁转运,而肝素、胰岛素等高分子化合物难以向乳汁转运。

3. 蛋白结合率低的药物,游离药物浓度高,易透入乳汁。这类药物进入乳汁后即与乳蛋白结合,但结合明显少于血浆中与蛋白的结合。因而当乳汁和血浆中的游离药物浓度达到平衡时,血浆中药物总量较大。

4. 细胞膜具有磷脂 - 蛋白质结构,非解离的药物更易通过细胞膜进入乳汁。

5. 乳汁中药物峰值一般比血浆中峰值晚出现 30~120 分钟,其峰值一般不超过血浆中峰值。乳汁中药物随时间而减少,减少的速度慢于血浆中药物消散的速度。

6. 母乳 pH 值通常比血浆低,正常血浆 pH 值变化很小,可认为恒定在 7.4,但乳汁 pH 值变化较大,在 6.8~7.2 之间。因而药物在这两种环境中的解离有差异。弱酸性药物在乳汁中的浓度低于血浆浓度。实验证明,弱碱性药物如红霉素、林可霉素、异烟肼等,易于通过血浆乳汁屏障,用药后乳汁中药物浓度可与血浆相同,甚至比血浆高。相反,弱酸性药物如青霉素、磺胺类药物,不易通过屏障,则乳汁中的药物浓度常低于血浆中浓度。

（二）评估药物在乳汁中的转运情况的常用指标

1. 乳汁 / 血浆比值（M/P）　指母亲乳汁中的药物浓度与母亲血浆药物浓度的比值。如果比值高（>1）,提示乳汁中的药物水平高；如果比值低（<1），仅有少量药物转运至乳汁。药物转运到乳汁的量很大程度上取决于母亲的血浆药物浓度。

2. 理论婴儿剂量（theoretic infant dose，TID）　该剂量是对婴儿每日每 kg 体重从乳汁中摄取的可能的最大药物剂量的一种估算值。已知药物在乳汁中的峰值水平（C_{max}），用每日摄取乳量的标准值（150ml/kg）乘以乳汁中的药物浓度$[（C_{max}/L）\times 0.150L/（kg \cdot d）=TID]$。该浓度为最大转运浓度，大多数情况下婴儿获得的实际剂量更低。

3. 相对婴儿剂量（relative infant dose，RID）　用来自乳汁的婴儿药物剂量$[TID，mg/（kg \cdot d）]$除以母亲剂量$[mg/（kg \cdot d）]$。这种方法以体重为标准描述有多少母亲的药量被婴儿获得。一般情况下，无论任何药物，低于母亲剂量的 10% 都可能是安全的。

三、哺乳期用药对新生儿的影响

药物的潜在影响与新生儿的肾脏和肝脏发育有关。年、月龄越小，药物潜在的影响越大。新生儿的神经系统仍在发育阶段，血脑屏障发育尚未成熟，药物较易透过血脑屏障直接作用于较脆弱的中枢神经系统产生不良反应，此外，新生儿肝功能还未健全，肾小球滤过率低，药物消除能力低下，易导致经母乳吸收的药物在新生儿体内蓄积而发生毒性反应。

四、哺乳期妇女安全药物分级

哺乳期用药危险性分级在不同的著作里存在不同的论述。Thomas W. Hale 博士在他的 *Medications & Mothers' Milk*（17th edition）一书里提出哺乳期用药危险性的"L 分级"。除了"L 分级",Richard K. Miller 教授在他的著作 *Drugs During Pregancy and Lactation：Treatment options and risk assessment* 里，将妊娠 / 哺乳用药危险等级分为五级（1、2、S、T、C）。此外，美国儿科学会（American Academy of Pediatrics，AAP）、WHO 和美国国家医学图书馆旗下的数据库 LactMed 也提供了各自的哺乳期用药建议。

五、哺乳期用药原则

哺乳期用药的基本原则是尽可能减少药物对子代的影响。哺乳期用药时，哺乳时间应避开血药浓度高峰期，减少乳汁中的药物浓度。由于人乳是持续地产生在体内而不潴留，因此，哺乳期可服用较安全的药物，并等到过了药物一个血浆半衰期后再喂奶，如果母亲所用药物对孩子影响较大，则应停止喂奶，暂时实行人工喂养。

1. 用药前需医生评估，确需用药时选用对婴儿无不良影响的药物。

2. 能外用，不口服；能口服，不输液。

3. 评估婴儿处理药物的能力：询问有关婴儿的信息，包括年龄、发育情况、过敏史。早产儿和新生儿用药风险高，需谨慎；较年长的婴儿相对容易代谢和清除药物。胃肠稳定性差的婴儿用药会增加风险。

4. 注意掌握服药时间：建议在哺乳后立即服药，并适当延迟下一次哺乳时间，或在宝宝夜间进入长睡眠后服药。

5. 如因病情必须服用不适合哺乳的药物时，则需要在用药期间暂停哺乳，用吸奶器或者通过挤奶将乳汁排出。

6. 若不确定服用的药物对婴儿是否安全，建议先暂停哺乳，咨询医师或药师，确认服用药物安全后再恢复哺乳。

7. 一旦发生不良反应应及时向医生报告。婴儿的毒性反应与成人不同,如不能肯定婴儿身体变化是否与乳汁中药物有关,应暂停哺乳。

（殷锦锦）

第四节　妊娠、哺乳期妇女疫苗接种

母亲免疫接种能够预防母胎发生某些感染,也能为婴儿提供被动保护,免受一些在出生后可能会获得,但疫苗可以预防的感染。理想情况下,应在备孕期进行免疫接种,但特殊情况下,需要在妊娠期间接种。产后女性疫苗接种的适应证和方法与一般人群相同。母乳喂养者可接种灭活疫苗和活疫苗（牛痘疫苗和黄热病疫苗除外）,母乳喂养不会对疫苗接种的成功性或安全性造成不良影响。

一、妊娠、哺乳期可以接种流感疫苗吗?

怀孕后机体会出现免疫和生理上的变化,可能导致罹患流感时严重程度增加,住院、严重疾病和死亡风险增高,并增加死产风险。研究显示,孕妇接种灭活流感疫苗,具有良好免疫原性,除 HIV 感染孕妇的抗体反应较低、持续时间相对较短外,孕妇和非孕妇对流感疫苗的抗体反应类似。接种流感疫苗的重要作用包括降低母亲流感和住院的风险,改善妊娠结局并在婴儿出生后数月内提供保护,建议孕妇可在妊娠任何阶段接种流感疫苗。妊娠妇女可以接种灭活流感疫苗或重组流感疫苗,但应避免接种减毒活疫苗,在已接种流感疫苗的妊娠期妇女中,未观察到不良妊娠或胎儿结局的风险增加。

二、妊娠、哺乳期可以接种狂犬疫苗吗?

国内外研究一致表明,孕妇和哺乳期妇女接种狂犬病疫苗和使用狂犬病被动免疫制剂是安全的,其不良反应发生率与非孕妇无显著差别,并且不会对胎儿造成影响,目前没有证据显示妊娠期接种狂犬病疫苗与任何类型的胎儿异常或不良妊娠结局相关。同时,妊娠期妇女能对狂犬病疫苗产生正常的免疫应答。因此,妊娠期妇女如预计在妊娠期狂犬病暴露风险很高,可在暴露前预防性接种狂犬灭活疫苗。妊娠期和哺乳期暴露后,可接种狂犬病疫苗,联用或不联用狂犬免疫球蛋白。

三、妊娠、哺乳期可以接种 HPV 疫苗吗?

由于安全性信息有限,不推荐妊娠期接种任何 HPV 疫苗。若启动疫苗接种后发现妊娠,在妊娠期应暂停继续接种,待分娩后再进行后续接种,哺乳期接种 HPV 疫苗未显示对婴儿有不良影响。现有证据也未表明妊娠期间意外接种 HPV 疫苗会增加不良妊娠结局风险。

(殷锦锦)

制 度 篇

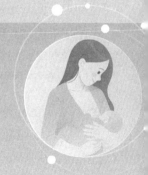

第十一章 母乳喂养门诊的发展、实践与执业指导

第一节 母乳喂养门诊发展现状

一、定义

母乳喂养专科门诊是一种专门提供母乳喂养相关服务的医疗机构,为产妇和婴儿提供全方位的专业支持和指导。母乳喂养专科门诊通常由专业的医生、护士和乳腺顾问团队组成,以提供个性化和综合性的母乳喂养咨询、评估和治疗。

二、国内外母乳喂养门诊的异同

(一)专业认证方面

在国内,母乳喂养从业人员是具备相关的医学背景或拥有母婴护理相关专业资格的专业人士,如妇产科医生、儿科医生、产科护士、儿科护士等。此外,母乳喂养顾问或专业的母乳喂养咨询师,通常需要接受专门的培训,并取得相应的资格证书,如国家卫生健康委员会颁发的母乳喂养指导员资格证书。

在国外,母乳喂养门诊的母乳喂养从业人员通常需要通过国际母乳喂养顾问委员会(IBCLC)的认证,获得国际母乳

喂养顾问（IBCLC）资格认证。这是全球范围内母乳喂养从业人员的专业认证标准，要求从业人员具有丰富的临床经验和专业知识，能够提供高水平的母乳喂养支持和指导。

总之，国内外的母乳喂养门诊对母乳喂养从业人员的要求都包括相关的医学背景和专业资格，但在认证方式和专业标准上可能有所不同。

（二）专业团队方面

在国内，母乳喂养门诊的专业团队通常由产科医生、儿科医生、产科护士和母乳喂养顾问等专业人员组成。这些专业人员在母乳喂养支持和指导方面具有一定的经验和资质，他们提供面对面的咨询和指导，帮助产妇解决母乳喂养中遇到的问题，提高母乳喂养的成功率。

在国外，母乳喂养门诊的专业团队可能更加多元化。除了产科医生、儿科医生、产科护士和母乳喂养顾问外，还可能包括国际母乳喂养顾问委员会（IBCLC）认证的专业人员，以及心理医生、社工等专业人员，提供更全面的支持和指导服务。此外，在国外一些母乳喂养门诊可能还会有专门从事母乳喂养研究的专家学者参与，推动母乳喂养领域的发展。

总之，国内的母乳喂养门诊的专业团队主要由产科医生、儿科医生、产科护士和母乳喂养顾问等人员组成，而国外的母乳喂养门诊的专业团队可能更加多元化，包括IBCLC认证的专业人员、心理医生、社工等专业人员，以及专门从事母乳喂养研究的专家学者。

（三）服务模式方面

在国内，母乳喂养门诊主要由医院、妇幼保健院或社区卫生服务中心提供服务。这些门诊通常提供面对面的咨询和指导，包括产前、产后咨询，出院随访服务，母乳喂养培训班和私人门诊服务。服务模式依托医院或社区卫生机构的资源,旨在提供全方位的母乳喂养支持。

　　而在国外,母乳喂养门诊的服务模式更加多样化。除了提供面对面的咨询和指导外,还包括电话和电子邮件咨询服务,免费母乳库和私人门诊服务,IBCLC家访服务,培训班,母乳喂养基础研究等多种服务模式。此外,国外的母乳喂养门诊还可能提供更多的社区支持计划,支持母乳喂养的宣传和教育活动等。

　　总之,国外的母乳喂养门诊的服务模式更加多元化,提供更多的远程咨询和支持服务,家访服务以及更广泛的社区支持计划。而国内的母乳喂养门诊主要以面对面的服务为主,服务内容相对较为集中。

（四）服务对象方面

　　在国内,母乳喂养门诊的服务对象主要是产后妇女和新生儿。通过提供一对一的咨询和指导,帮助产后妇女解决母乳喂养中遇到的问题,纠正其方法错误,提高母乳喂养的成功率。此外,一些门诊可能也会提供母乳喂养相关的宣教活动,以增加社会对母乳喂养的认知和支持。

　　在国外,母乳喂养门诊服务对象通常包括产后妇女、新生儿以及家庭成员。除了为产后妇女提供母乳喂养支持和指导外,门诊通常也会为家庭成员提供相关知识,帮助他们更好地支持和配合产后妇女进行母乳喂养。此外,一些门诊还会提供母乳喂养相关的培训课程,以便其他医护人员或社区工作者学习母乳喂养支持技能。

　　总之,国内外的母乳喂养门诊的主要服务对象都是产后妇女和新生儿,但在国外可能更注重家庭成员和其他医护人员的培训和支持,以促进更好的母乳喂养环境的形成。

（五）服务内容方面

在国内,母乳喂养门诊通常提供产前、产后母乳喂养指导,包括正确的吸吮姿势、喂养频率、姿势调整等方面的指导,同时也会针对母乳喂养过程中可能遇到的问题给予解答和支持。此外,门诊也可能提供母乳库服务,为需要的婴儿提供母乳。

在国外,母乳喂养门诊的服务内容也包括产前、产后咨询和指导,但通常还会提供更多的社区支持,如母乳喂养培训班、电话和电子邮件咨询服务,免费母乳库和私人门诊服务,IBCLC 家访服务等。国外的母乳喂养门诊可能会提供更全面的支持,包括更多的社区宣传和教育活动,以及更多的科学研究和培训项目。

总之,国内外的母乳喂养门诊在服务内容上都致力于提供母乳喂养支持和指导,但在具体的服务形式和内容上可能会有所不同,国外的门诊可能会提供更加多样化的支持服务。

（六）支付方式方面

在国内,母乳喂养门诊的支付方式通常包括医疗保险报销和自费两种方式。大部分情况下,由于母乳喂养门诊服务被认为是一种预防性医疗服务,因此可能被医疗保险部分报销。但也有一些母乳喂养门诊服务可能需要自费支付,这通常是因为一些特殊的服务项目或者特定医院的政策。同时,一些社区或公共机构可能提供免费的母乳喂养门诊服务。

在国外,母乳喂养门诊的支付方式可能更加多样化。一些国家的医疗保险系统可能会覆盖母乳喂养门诊服务,而且报销比例可能较高。同时,个人也可以选择自费支付,而且有些门诊可能提供不同的收费标准,根据服务内容的不同收费。此外，一些国外的门诊可能通过社区组织、非营利机构的资助来提供免费或低价的服务。

总之，在国内，医疗保险报销和自费是母乳喂养门诊的主要支付方式，而在国外，除了医疗保险报销和自费支付外，可能还有更多其他支付方式，例如社区组织或非营利机构的资助。

综上所述，国内外母乳喂养门诊在机构类型、专业认证、服务模式、服务对象、服务内容、专业团队和支付方式等方面存在一些差异。这些差异主要受到各国医疗体系、文化背景、医疗保健政策等因素的影响。然而，无论在哪个国家或地区，母乳喂养门诊的目标都是为产妇和婴儿提供专业的母乳喂养支持和指导，促进健康的母乳喂养实践。

中国在母婴医院建设和巩固过程中，虽然开设了各式母乳喂养门诊工作，但仍然存在各种问题，需要进一步完善和加强。同时，国内外母乳喂养门诊都存在一些问题，需要针对性地改进和完善，以提供更好的支持和服务。

（庄　严）

第二节　母乳喂养门诊资质申请与流程

一、建设母乳喂养门诊的申请流程

1. 咨询医院相关行政部门　了解开设母乳喂养门诊的相关规定和要求。

2. 制订计划　制订一份详细的计划，包括门诊的服务范围、服务对象、服务内容、人员配置、医疗设备和场地布局等。

3. 申请资质　向医院相关管理机构提交申请，可能需要提供门诊的详细计划、相关资质证明和医护人员的资格证明等。

4. 设施准备　确保门诊提供适当的母婴喂养区域、卫生设施以及专业的医疗设备,满足卫生和医疗标准。

5. 专业人员培训　确保母乳喂养门诊的医护人员具备相关的专业知识和经验,可能需要进行培训和认证。

6. 合规审批　需要进行备案和审批手续,确保门诊建设符合相关法律法规要求。

7. 运营准备　准备开展门诊服务所需的各种设备和材料,确保门诊能够正常运营。

在申请建设母乳喂养门诊时,建议与医院行政部门取得联系,详细了解具体要求和流程。不同地区和医院的规定可能会有所不同,因此需要针对具体情况进行申请。

二、母乳喂养门诊制度与职责

1. 制定孕前、孕产期、哺乳期母乳喂养指南和原则,为产妇提供科学的母乳喂养指导。

2. 制定母乳喂养门诊宣教制度,包括宣传展板、知识讲座、现场指导等形式,开展围产期母乳喂养知识宣传和咨询指导。

3. 建立孕妇母乳喂养信息档案,开展围产期母乳喂养评估和咨询指导。

4. 为围产期妇女提供母乳喂养风险评价、母乳喂养情况调查、母乳喂养评价,制订个体化母乳喂养计划。

5. 为妊娠合并症及高危孕产妇提供母乳喂养评估管理、开展孕期乳房管理并进行定期随访追踪评价。

6. 做好围产期母乳喂养信息管理资料整理工作。

7. 有计划地开展人群母乳喂养状况或喂养方式调查、建立各类人群母乳喂养数据库、开展科研和其他人群的母乳喂养促进工作。

这些措施旨在为产妇提供全面的母乳喂养服务和支持，包括宣传教育、个性化指导、风险评估和管理，从而促进母乳喂养的实施和推广。

三、母乳喂养护士出诊资质要求

1. 具备相关的医学背景和母婴护理相关专业资格　如护士执业资格，如母乳喂养指导师，国际认证泌乳顾问（international board certified lactation consultant，IBCLC）等。

2. 接受母乳喂养专业培训　母乳喂养护士也需要接受专门的母乳喂养相关培训，以了解母乳喂养的最佳实践、解决哺乳问题的技巧以及婴儿营养需求等知识。

3. 通过专业认证　通常，母乳喂养护士会通过专业机构认证，例如国际母乳喂养咨询师认证委员会或中国妇幼保健协会的认证。这种认证通常需要通过考试来获得，以确保护士具备专业的母乳喂养知识和技能。

4. 具备沟通和协调能力　良好的沟通和协调能力，能够与产妇建立信任关系，理解和解决母乳喂养中可能出现的问题，并有效地与其他医护人员协作。

5. 坚持持续教育　母乳喂养护士需要不断更新自己的知识，了解最新的母乳喂养研究和指导方针，以确保能够为产妇和婴儿提供最佳的护理服务。

这些资质和要求有助于确保母乳喂养护士具备专业知识和技能，能够为产妇提供全面的母乳喂养支持和指导。具体的要求可能会因地区和机构而有所不同。

四、母乳喂养门诊工作流程及内容

1. 接诊 由医护人员接待产妇和婴儿,确认预约情况,登记个人信息并安排就诊顺序。

2. 问诊 进行详细的问诊,包括产妇的主诉(主要问题)、哺乳史(如哺乳姿势、频率、乳房情况等)、婴儿的基本信息(出生情况、体重增长等)。

3. 评估与观察 对产妇和婴儿进行身体状况的评估和观察,包括乳房状态、婴儿的吸吮情况、体重增长、产妇的营养状况等。同时观察哺乳过程中的各种细节。

4. 示范与指导 向产妇展示正确的哺乳姿势、婴儿吸吮技巧,并提供专业的母乳喂养指导,解答可能出现的问题。

5. 制订计划 根据产妇和婴儿的情况制订个性化的母乳喂养方案和随访计划,包括哺乳方式、哺乳次数、营养摄入等。

6. 记录 详细记录产妇和婴儿的信息,包括问诊情况、评估结果、给予的指导和建议等,以便进行后续的随访和评估。

7. 随访 安排产妇和婴儿进行后续的随访,了解哺乳过程中的问题,检查喂养效果并及时解决问题。

注意事项:在整个工作流程中,需要特别关注产妇和婴儿的体征变化、营养摄入、哺乳姿势是否正确,以及在日常生活中可能遇到的问题。母乳喂养门诊通过以上流程和内容,可以为产妇和婴儿提供全方位的母乳喂养支持和指导。

五、母乳喂养门诊质量指标

(一)管理方面

1. 指导覆盖率 参与门诊母乳喂养指导的产妇数量占总产妇数量的比例。

2. 个性化服务比例　根据产妇和婴儿情况制订个性化母乳喂养计划的比例。

3. 母婴健康档案完整性　确保母婴健康档案的完整性及准确性,包括评估、记录和跟踪母婴的健康状况。

（二）母婴方面

1. 母乳喂养率　评估门诊所服务的产妇中母乳喂养的比例。

2. 婴儿喂养相关问题发生率　记录并分析婴儿哺乳过程中出现的问题,如乳头裂伤、哺乳拒绝等。

（三）医护方面

1. 指导质量评价　评估医护人员的母乳喂养指导质量,包括专业知识水平、指导技巧等。

2. 母婴健康评价　对母婴进行全面评估,包括产妇乳房状况、婴儿生长发育等。

（四）经济效益方面

1. 服务成本效益　评估门诊母乳喂养服务的成本效益情况,包括服务投入与产出的比例。

2. 费用控制　监控门诊母乳喂养服务的运营费用,确保合理使用资源。

这些质量指标可帮助门诊全面评估母乳喂养服务的各个方面,并有针对性地进行改进,以提高服务水平和质量。

（谭燕兴）

第三节　母亲及新生儿评估

母婴评估是母乳喂养咨询的重要组成部分,目的是帮助临床医护人员评估母亲及新生儿喂养情况及时发现哺乳中现存或可能存在的问题,并为有需要的母亲和婴儿提供有针对性、有效的母乳喂养支持。

母亲、婴儿、母乳喂养关系是一个整体,三者不可缺一。单独评估母亲,或者只评估婴儿,都不能反映母乳喂养情况。因此,作为一名母乳喂养指导专业人员,应该要掌握母乳喂养咨询中一些必要的评估要点。一般来讲母婴评估包括母婴一般资料、母乳喂养问题、婴儿生理状况及喂养情况、母亲状况及喂养能力、社会家庭支持 5 大方面。评估过程认真倾听母亲的诉说,能使专业人员获得更多的信息以给母亲提供最切实际的帮助。

一、母亲评估

1. 母亲喂养认知　包括喂养意愿、喂养知识。喂养意愿决定母亲是否进行母乳喂养,而认知是支配行为的重要因素,因此,在母乳喂养咨询前了解母亲对母乳喂养的认知情况,引导产妇积极应对母乳喂养,能使产妇更快更好地适应角色转变并坚定母乳喂养的信心。

2. 身心状况评估　是影响母乳喂养的重要因素之一,产褥期妇女的心理处于脆弱和不稳定状态,健康状况不佳。出现恐惧、焦虑以及抑郁等心理问题是母亲角色转变障碍、不愿意母乳喂养、泌乳量少的重要原因。汉密尔顿焦虑量表(SAS)、汉密尔顿抑郁量表(SDS)、症状自评量表 SCL-90、爱丁堡产后抑郁量表(EPDS)等量表可帮助卫生专业人员及时发现产妇精神心理问题,最大限度地减少因精神心理因素导致的母乳喂养问题。

3. 家庭及社会支持　为哺乳母亲提供更多有组织的支持有助于她们继续母乳喂养,延长母乳喂养时间。家庭支持,尤其是新生儿父亲和家庭中年长女性的支持对成功母乳喂养会产生重要影响。在母乳喂养咨询中医护人员除了面对面的形式为母亲提供个性化的信息和情感支持外,也可以通过电话和微信等平台提供延续性的母乳喂养支持,同时应强调家庭支持的重要性,充分调动家属、同伴等参与。

4. **乳房情况评估**　在母乳喂养咨询中可能会遇到多种问题,如乳汁分泌不足、乳头疼痛或损伤、乳房肿胀和乳腺炎等。想解决母乳喂养中的这些问题,乳房评估是首要任务,在进行乳房评估时需要结合问诊、视诊和触诊,询问是否有乳房手术史、乳腺炎史、是否有疼痛等情况;观察乳房大小、形状、对称性,乳房皮肤颜色、是否乳头扁平或凹陷、乳头皲裂等;手触乳房皮温、是否肿胀硬结等。

5. **母乳喂养过程评估**　通过观察一次完整的哺乳过程,从源头发现母乳喂养现存问题,并针对问题提供最适宜的帮助。在这个过程中选择科学合理的护理评估工具展开评估显得尤为重要,按用途的不同大致可分为三大类,第一类是用于评估母乳喂养的护理评估工具包括 PIBBS 量表、LATCH 量表、MBA 量表、SAIB 量表及 IBFAT 量表等等,这五个量表一般用于护理人员和母乳喂养咨询师中,能用于评估母乳喂养过程中患儿摄取母乳的能力及母亲对新生儿的喂养能力。第二类仅仅用于评估奶瓶喂养的护理评估工具 EFS 量表,主要用于综合评估早产儿早期口腔喂养能力的综合量表。第三类是适用于奶瓶及母乳喂养相结合的护理评估工具 NOMAS 量表,既能用于奶瓶喂养的评估,也能用于母乳喂养的评估。

二、新生儿的评估

1. **新生儿喂养状况**　通过评估喂养方法、喂养类型、摄入量等了解新生儿基本的喂养状况,是进行母乳喂养指导的基础。另外,通过新生儿的喂养过程的评估,有助于预防和解决因喂养姿势不正确导致含接不良、吸吮无效,保障母乳喂养的有效性。

2. 新生儿身体状况 身长、体重、大小便情况是评价母乳喂养效果重要的客观指标,足月健康新生儿粪便次数为1.6~8.5次/日,粪便转黄时间3~15日,粪便转黄延迟提示母乳量不足。生长曲线监测体重增长速率是临床常用的评估母乳喂养有效性的方法。

3. 干扰母乳喂养的情况 评估新生儿的患病情况、睡眠情况、口腔健康状况有助于分析其喂养困难、生长发育不良等问题的原因。

以上关于母亲及新生儿的评估内容可以做成表格使用,并可根据各机构的实际情况添加更多项目来评估母乳喂养状况。

(陈钰仪)

第四节 执 业 安 全

近年来,职业危害愈发受到医务工作者的关注,就母乳喂养支持人员而言,其工作性质较为特殊,每天都暴露在很多危险的职业因素中,如:物理性因素、化学性因素、生物性因素与心理性因素等,这些因素可能对他们的身心健康产生极其消极的影响,困扰着他们的工作与生活。因此保障母乳喂养支持人员的执业安全是必须解决的一大难题。

一、执业过程中的危害因素与规避

（一）生物性危害因素

皮肤和黏膜是人体的第一道防线，如果皮肤黏膜有破损，天然屏障消失，接触带病毒的血液、体液即有被感染的可能性。1987 年美国 CDC 提出"全面防护"的概念，即认为所有患者均具有感染性，把所有血液、体液当作感染 HBV、HCV、HIV 加以处理，即采取普遍性预防措施。母乳的职业暴露并不会导致 HIV 或 HBV 的感染，普遍性预防措施并不适用于母乳，但是母乳与 HIV 的母婴传播相关，HBV 感染者的乳汁中也存在 HBV，因此对于经常接触乳汁的母乳喂养支持人员，在工作中可以佩戴手套作为预防性措施。

触诊乳房、教导母亲手挤奶不需要戴手套，只需要在接触乳房后进行手部清洁即可以了。HBV 和 HIV 都是通过血液传播，如果患者的乳头/乳晕上有皲裂或乳房皮肤有异常情况，比如念珠菌感染、疱疹等，又或者是操作者的手上有伤口，这些情形建议佩戴手套。日常工作中可能用到的预防工具有手套、口罩、保护性眼镜、面罩、保护性工作服等。

（二）人因性因素

1. 未符合人体工程学导致的伤害　母乳喂养支持者在日常的工作中常常需要弯腰帮助母亲做哺乳姿势调整，在教导或协助母亲进行手挤奶操作时也会出现用力不当、时间过长等情况，这些都容易引发腰背肌肉劳损或者腕管综合征。通过布置舒适的工作场所，比如购买符合人体工程学的椅子、桌子和电脑，工作过程中适当调整自己与患者的坐位角度，当需要弯腰协助摆放姿势的时候，屈膝下蹲，这些符合人体工程学的姿势会帮助我们最大限度防范对肌肉骨骼的伤害。

2. 来自外部的人性风险

（1）提前确认患者需求：在工作中因为服务效果未达到患者预期所产生的冲突是不少见的。这需要我们的提供服务前了解患者需要解决的问题是什么，并收集一些必要的信息。我们还需要对患者存在问题的表现、评估方法、影响因素、解决方法在脑海中简单整理一下，尽可能理清思路，胸有成竹。比如患者主诉奶量过多，想减奶，我们就可以把奶量过多的表现、评估奶量的方法、影响奶量的母婴因素、奶量过多对母婴的影响、减少奶量的方法等进行整理。

（2）做好患者档案管理：在接待患者过程中我们千万不能忽略患者档案管理，可以设计一个一式两联的咨询记录单，有利于患者回访。在出现纠纷的时候，也可以作为相关证据。记录单应详尽记录个案信息，包括哺乳史、疾病史、乳房的情况（红肿热痛的位置尺寸、程度），是否请过催奶师、通乳师上门，是否看过医生，有没有服药，患者目前存在的问题是什么，采取解决问题的方法，治疗的效果等，在服务结束时让患者在档案上签字确认记录信息。这样做可以降低医疗纠纷发生的风险。

（3）做好预期管理：每一位患者都希望能一次性解决问题，但有些问题是没有办法马上解决或者效果不明显。比如生理性乳胀的患者希望通过我们的处理后乳房就不会胀痛，但生理性乳胀是一个生理性反应，它的进展是有过程性的，即使我们已经调整好母婴的哺乳关系，孩子能很好地帮助移出乳汁，很可能半小时、1小时后整个乳房就会回到非常胀满的状态。如果没有做好预期告知，患者就会质疑我们所采取措施的有效性，甚至产生焦虑的情绪。但是我们能提前和她讲解生理性乳胀的发生原因、持续时间,有效缓解的措施、预期的效果及应对的方法,那么患者的焦虑程度就能够明显下降,而且能很好配合我们的工作,顺利度过生理性乳胀期。

（三）职业心理危害因素

由于工作内容的特殊性,母乳喂养支持人员几乎都是女性,她们集母亲、妻子、女儿、护士等角色于一体,面临工作、家庭、职业提升之间的冲突矛盾,要调适这些不愉快及矛盾,首先找到对自己有效的释放压力的方法,如听音乐、购物、好友聚餐、参加公益活动、短期旅行等。在这里要提醒一点,我们需要对患者隐私的保护引起高度重视,避免在公共场合讨论涉及患者隐私的话题。压力太大时,也可以寻求上级领导的帮助。

二、执业法律风险

有职业就有风险,但是无论生理性、人因性还是职业所带来的职业心理性危害都是可防可控的,我们可以通过一些必要的哺乳史收集,针对不同患者佩戴不同的防护工具,如实完整记录患者咨询档案等,来规避服务过程中可能遇到的各种风险。任何的职业都有边界和底线,母乳喂养支持者的角色就是帮助母亲及家庭应对在哺乳过程中出现的与泌乳相关的问题,对超出这个领域以外的疾病或者事件,如用药治疗方面的咨询,我们是没有相关资质的,务必转介给更专业的人士来提供更专业的帮助。切勿因自己的非专业指导,对妈妈、对宝宝,甚至对自己造成不必要的伤害。

（陈钰仪）

第五节 母乳喂养咨询流程

规范化的母乳喂养咨询流程能使母乳喂养咨询体系更精细化和制度化,提高门诊咨询效果。目前国内母乳喂养门诊还没有统一咨询流程咨询标准,我们根据多年做母乳喂养咨询中的经验以及在工作中的困惑梳理出一个咨询思路,希望能够起到抛砖引玉的作用,给大家提供一些启发和思考。

一、规范化的母乳喂养咨询流程在母乳喂养咨询中的作用

1. 提供清晰的指导和方向 规范化的咨询流程为母乳喂养咨询师提供了一个明确的指导和方向。它确保咨询师在咨询过程中遵循一致的步骤和方法,从而提供一致且高质量的服务。咨询师可以根据流程逐步进行评估、教育、指导和随访,以满足咨询者的需求。

2. 精细化和制度化的咨询服务 规范化的咨询流程使得母乳喂养咨询服务更加精细化和制度化。通过将咨询过程划分为明确的步骤和活动,咨询师能够更好地组织和管理咨询工作,确保关键环节得到充分的关注和实施,有助于提高咨询的效率和质量。

3. 个案的系统管理 规范化的咨询流程有助于个案的系统管理。通过收集详细的咨询信息、评估问题和制订个性化计划,咨询师能够更好地跟踪和管理个案的进展和改善。这使得咨询师能够及时调整指导和支持方案,以满足咨询者的需求和目标。

4. 提高服务质量和效果 规范化的咨询流程有助于提

高服务质量和效果。通过遵循一致的咨询方法和步骤,咨询师能够提供高质量的母乳喂养教育和指导,帮助咨询者解决问题和达到母乳喂养的目标。这样能够提高咨询者的满意度,增加咨询效果的可预测性和稳定性。

总体而言,规范化的母乳喂养咨询流程在母乳喂养咨询中具有重要作用。它提供了清晰的指导和方向,使咨询服务精细化和制度化,帮助个案的系统管理,提高服务质量和效果。通过建立和实施规范化的流程,可以提升整个母乳喂养咨询体系的质量和可持续发展。

二、母乳喂养咨询的接诊思路

1. 确定需要解决的问题　与咨询者建立良好的沟通和信任关系后,咨询师首先应了解咨询者希望解决的具体问题。这可能涉及乳汁不足、哺乳姿势不正确、乳头疼痛等各种问题。明确问题可以帮助咨询师集中精力和资源,提供准确和有针对性的指导和支持。

2. 收集哺乳史　为了更好地了解咨询者的背景和相关因素,咨询师需要详细收集咨询者的哺乳史。这包括妈妈和宝宝的健康状况、孕期情况、产后恢复情况、喂养频率和持续时间、喂养姿势和技巧等。通过收集哺乳史,咨询师可以更全面地评估问题的原因,提出可能的解决方案。

3. 现场指导　根据咨询者的问题和哺乳史,咨询师可以在现场提供实时的指导和支持。这可能包括调整哺乳姿势、改善乳头吸吮技巧、调整喂养频率和时长等。咨询师应确保指导的准确性和适应性,并随时倾听咨询者的反馈和疑问。

4. 居家方案讨论　在现场指导后,咨询师可以与咨询者一起讨论居家方案。这可以包括进一步的指导和建议,以及在日常生活中应对喂养问题的具体策略。咨询师应与咨询者共同制订可行的计划,并解答他们可能遇到的困惑和疑虑。

5. 随访 咨询后的随访对于持续支持和评估解决方案的有效性非常重要。咨询师应与咨询者预约随访时间,并在随访时了解咨询者的进展和困难。这可以帮助咨询师及时调整指导和支持方案,以满足咨询者的需求和目标。

通过以上接诊思路,咨询师可以更系统地进行母乳喂养咨询,帮助咨询者解决问题并取得成功的喂养体验。在整个过程中,咨询师应始终保持专业、倾听和支持的态度,为咨询者提供准确、个性化和持续的指导和支持。

三、母乳喂养咨询案例

当面对一位乳汁不足的咨询者时,以下是一个可以帮助指导母乳喂养咨询的清晰思路和流程。

(一)病例基本信息

1. 主诉 婴儿为 56 天健康足月儿,混合喂养,每天添加配方奶 350ml 左右,感觉奶水不够,希望能追奶,实现纯母乳喂养。

2. 病史 患者陈××,28 岁,G1P1,顺产,男婴,母亲无特殊病史,出生后第 1 天混合喂养,亲喂后添加配方奶 5ml,8 次/天,额外增加 2 次吸奶器吸奶,第 2 天、第 3 天(出院当天)纯母乳喂养。目前是混合喂养,每天亲喂 7~8/天,双侧哺乳,共 25~35 分钟,每天添加 4~5 次配方奶,每次添加配方奶 50~80ml,大便 2~3 次/天,小便 6~7 次/天(尿不湿比较重),出生体重 3.2kg,42 天 4.9kg,目前 5.8kg。

(二)接诊流程

具体接诊流程,见图 11-5-1。

确定需要 解决的问题	快速判断是否真的是奶水不够。 （1）生长曲线。 （2）喂养方式。 （3）大小便情况。 （4）最近24小时喂养情况。
收集哺乳史	1. 母亲资料收集 （1）问诊：乳房手术史、乳腺炎史、是否有疼痛、乳房护理史、曾经尝试的方法与效果（肌肤接触、催乳师、催乳汤）。 （2）视诊：乳房大小、形状、对称性，乳房皮肤颜色，是否乳头扁平或凹陷、乳头皲裂等。 （3）触诊：乳房皮温、乳腺管通畅程度、是否肿胀硬结等。 （4）家庭社会支持：家人、朋友、单位对母亲母乳喂养的态度。 2. 婴儿资料收集 （1）绘制婴儿完整的生长曲线，关注趋势发生较大变化的拐点。 （2）目前孩子的喂养情况：全母乳/添加配方奶/配方奶/辅食，注意其所占的比例。 （3）大小便情况。 3. 母乳喂养过程观察（如婴儿不在现场，可询问相关细节） 　　观察一次完整的哺乳过程（婴儿吃奶信号、母亲响应孩子需求、哺乳姿势、含乳、吸吮、哺乳结束）。
现场指导	1. 观察哺乳过程中调整哺乳姿势、含乳、吸吮模式。 2. 教会判断孩子状态："饥饿""吃饱"。 3. 如使用辅具：调整/演示使用技巧。 4. 乳腺管局部不畅通：教授反向按压、奶阵刺激、局部疏通、淋巴引流、背部按摩等方法。 5. 护士示范1次，母亲（家属）操作1遍，确保母亲（家人）掌握现场指导的操作要点。
居家方案讨论	1. 原则：适量、具体、可行。 2. 找到奶水最关键的1~2个原因，确定改善的方向（增加手挤奶/吸奶器吸奶，逐渐替代配方奶）。 3. 讨论应对方法 （1）每天增加几次挤奶？ （2）用什么方式挤奶？ （3）在哪个时间段比较合适？ （4）挤多少？挤到什么程度？ （5）日间配方奶吃完80ml还想要，还冲吗？怎么办？ （6）什么时候可以再减配方奶？
随访	4. 制订符合母亲意愿的方案 （1）巩固练习今天教导的技巧。 （2）每天增加2次吸奶器吸奶，每次15min，时间安排在12:40、21:30。 （3）白天配方奶控制在50ml/次，夜间保持80ml/次。 （4）每天记录婴儿小便变化，每周测量体重1次，2周后复诊。

图 11-5-1　接诊流程

以上流程提供了一个清晰的思路,帮助指导咨询者在面对乳汁不足问题时的母乳喂养咨询过程。这个流程可以根据实际情况进行个性化调整,以满足咨询者的需求和目标。通过遵循这个流程,咨询者可以获得更系统化、专业化的支持和指导,帮助他们解决喂养问题,增强母乳喂养的信心和成功率。

（陈钰仪）

第六节　母乳喂养咨询技巧

咨询技巧在咨询活动中起着非常重要的作用。良好的咨询技巧能够帮助患者打开"心"和"口",帮助我们收集更多有效的哺乳史,也能提高母亲在居家自我管理的依从性,提高对我们服务的满意度。灵活应用沟通技巧,会让咨询的效果以倍递增的,能高效激发母亲及家属的参与度,讨论出真正有意义的问题解决方案。

一、定义

咨询是指一种专业服务,通过与服务对象的互动和交流,协助其解决问题、克服困难、实现目标和提升个人或组织的能力和效果。

母乳咨询师是指在母乳喂养专业领域提供泌乳支持的专业人士,帮助咨询对象目前遇到的困境,指导解决困境所需的知识、技能、态度,增加哺乳过程的成功经验,帮助解决所遇到的困境带来的无助感和恐惧感,帮助其建立自信心。

二、咨询的目的

1. 解决困境 帮助咨询对象应对母乳喂养过程中可能遇到的各种问题和困难,如乳头疼痛、乳腺炎、乳头出血等,通过提供相关的知识和技巧,帮助他们解决困境,提高喂养的舒适度和效果。

2. 提供知识和技能 向咨询对象传授关于母乳喂养的专业知识,如正确的吸吮技巧、产奶量的调节方法、喂养频率等,使他们能够做出明智的选择,并正确地进行母乳喂养。

3. 增加成功经验 帮助咨询对象积累成功的母乳喂养经验,通过提供支持和鼓励,使他们在喂养过程中感到更加自信和满意。

4. 解决无助感和恐惧感 关注咨询对象在母乳喂养困境中可能出现的无助感和恐惧感,帮助他们减轻压力,建立自信心,从而提高喂养的稳定性和顺利性。

总的来说,母乳喂养咨询的目的是帮助咨询对象克服困难,获得专业的支持和指导,使母乳喂养过程更加顺利、舒适和成功。

三、母乳咨询师的角色

根据能力、价值观、偏好,以及咨询对象咨询的期望,问题本身的性质和原因,母乳咨询师会扮演不同的角色(表11-6-1)。

总的来说,母乳咨询师的角色是根据咨询对象的需求和咨询目标来确定的。他们旨在帮助咨询对象解决问题、实现目标,并提供支持和指导,促进个人的成长和发展。

表 11-6-1　母乳咨询师扮演的不同角色

专家和知识提供者	向咨询对象提供相关的知识和信息,帮助他们理解问题和找到解决方案
引导者和指导者	通过提问、倾听和分析,引导咨询对象深入思考,澄清问题,探索解决方案,并提供指导和建议,帮助他们制订行动计划
支持者和倾听者	提供情感支持和共情,创建一个安全、包容和支持的环境,让咨询对象感到被理解和被接纳
教育者和教练	教授咨询对象相关的技能和策略,帮助他们提升个人能力和解决问题的能力。同时,咨询师还可以充当教练的角色,帮助咨询对象制定目标,制订行动计划,并提供支持和监督
评估者和观察者	通过观察、评估和分析咨询对象的行为、情绪和思维,帮助他们了解自己和问题的本质,并为咨询过程提供反馈和评估

四、咨询的关键点

1. 建立相互尊重、相互信任的咨询关系　良好的咨询关系是咨询的基础。咨询者和咨询师之间应建立起相互尊重、理解和信任的关系,以便在咨询过程中能够真实地表达和分享信息。

2. 达成咨询目标的一致性　咨询过程中,咨询者和咨询师应共同明确和商定咨询目标。这有助于确保双方对于咨询的方向和期望有一致的理解,以便更有针对性地开展咨询工作。

3. 提供完整的信息和合理的建议　咨询者应提供完整、

准确的信息,而咨询师则根据咨询对象的实际情况结合个人的专业知识和经验,给予合理、可行的建议。咨询师需要具备专业的知识和技能,能够根据咨询者的需求和问题,提供适当的指导和支持。

4. 共同决策,得出解决问题的方案　咨询过程中,咨询者和咨询师应共同参与决策,形成解决问题的方案。这种合作决策的过程能够增加咨询者的主动性和责任感,同时也能够确保方案的可行性和可接受性。

5. 培养咨询者自我管理的积极性　在咨询过程中,咨询师应帮助咨询者培养自我管理的积极性,鼓励咨询者参与方案的实施和追踪,提升咨询者的自我效能和独立解决问题的能力。咨询师可以提供支持和反馈,帮助咨询者在实践中不断调整和改进。

通过以上关键点的执行,咨询师可以与咨询者建立良好的合作关系,达成共同的咨询目标。这有助于提高咨询的效果和满意度,同时也能够帮助咨询者在自我管理方面取得积极的成果。

五、咨询关系的原则

1. 明确咨询的主角　在咨询关系中,确实应该明确咨询的主角是咨询者,而不是咨询师。作为咨询师,我们的角色是提供支持和指导,帮助咨询者解决问题和达到目标。因此,我们的注意力应该集中在咨询者身上,倾听他们的需求、故事和困惑。

在与咨询者建立关系的过程中,大量的倾听和理解是非常重要的。咨询者可能会有很多话要说,这是他们表达自己的方式,也是我们了解他们的关键。我们应该给予他们充分的空间和时间,让他们畅所欲言。通过倾听和关注咨询者,我们可以更好地理解他们的需求和问题,为他们提供恰当的支持和指导。

在咨询过程中,我们应该避免滔滔不绝地谈论自己的经历或个人信息。尽管在某些情况下适当透露一些个人信息可以建立共鸣和信任,但我们必须明智地控制篇幅,确保不会将注意力从咨询者转移到自己身上。我们的目标是帮助咨询者解决问题,而不是以自己为中心进行展示。

重要的是,我们要保持专注和尊重,确保咨询者感受到他们是咨询关系中的主角。通过专注于咨询者的需求、故事和问题,我们可以更好地满足他们的期望,建立起积极而有效的咨询关系。

2. 明确角色定位　作为母乳咨询师,遵守中立、真实、完整的原则是非常重要的。这意味着我们应该提供客观准确的信息,不偏袒任何一方,充分尊重咨询者的选择和决策权。

(1)中立性:我们应该保持中立,不将个人偏好、信仰或价值观强加给咨询者。我们的目标是提供客观的信息,让咨询者能够做出自己的决策,在不同的喂养选择之间做出符合自己和宝宝利益的决定。

(2)真实性:我们应该提供准确、科学的信息。基于最新的研究和专业知识,我们应该避免夸大或低估某种喂养方式的优劣,确保咨询者能够获得真实可靠的信息。

(3)完整性:我们应该提供全面的信息,让咨询者了解母乳喂养的各个方面,包括优势、挑战、技巧、常见问题和解决方法等。我们应该充分考虑咨询者的个人情况,提供相关的支持和指导。

总之,作为母乳咨询师,我们要坚守中立、真实、完整的原则,在提供信息时确保客观准确,尊重咨询者的选择,帮助他们做出自己认为最适合的决策。我们的角色是为咨询者提供专业的指导和支持,而不是决策者或推广者。

3. **坚持执业界限**　一个优秀的母乳咨询师,不仅要知道自己能做什么,还要清楚自己在什么情况下不能做的事。母乳喂养支持者的从业角色包括医生、护士和母乳咨询师等不同职业背景的人员。每个职业的执业限制和责任范围有所不同。

医生具有医学专业知识和执业资格,在母乳喂养支持中的角色主要是提供医学诊断和治疗方面的支持。他们可以进行相关的检查和诊断,针对妈妈和宝宝的健康问题给予专业的治疗和建议,并开具必要的药物处方。

护士在母乳喂养支持中的角色主要是提供护理和支持。他们可以进行初步评估和观察,执行医嘱,协助医生进行检查和治疗,提供基本的母乳喂养指导和教育,并在需要时向医生汇报情况。

母乳咨询师是经过相关培训和认证的专业人员,他们的角色主要是提供母乳喂养方面的支持和指导。他们可以提供科学有效的母乳喂养信息,解答疑问,教授正确的哺乳姿势和技巧,并协助解决常见的母乳喂养问题。然而,他们不能进行医学诊断或提供医疗治疗。

需要注意的是,具体的执业限制和责任范围可能会因国家、地区和专业组织的要求而有所不同。因此,母乳喂养支持者在从业时应遵循相关法律法规和专业准则,并清楚自己的角色和限制,确保提供安全、专业和负责任的支持和服务。

4. **避免与咨询对象建立双重或多重关系**　避免与咨询对象建立双重或多重关系是非常重要的。这样可以确保咨询的客观性、保护咨询对象的权益,并维护专业的界限。在母乳咨询中,尤其需要注意避免与咨询对象有双重或多重关系。这包括亲属关系、友谊关系、师生关系、雇佣关系或其他可能导致利益冲突的关系。这些关系可能会影响咨询的客观性和专业性,干扰咨询对象的权益和隐私。

母乳咨询师应该保持专业的距离和客观性。如果发现自己与咨询对象存在双重或多重关系,应该避免在这种关系下提供咨询服务。他们应该引导咨询对象寻求其他合适的专业人士的支持和帮助,以确保咨询对象能够获得适当的支持和指导。避免双重或多重关系有助于确保咨询的专业性和客观性,并保护咨询对象的权益。这是为了维护咨询师的专业声誉,同时也是为了保障咨询对象能够获得高质量的咨询服务。

总之,避免和咨询对象有双重/多重关系是母乳咨询中的伦理要求之一。母乳咨询师应该时刻牢记这些准则,以确保咨询过程的客观性、专业性和保护咨询对象的权益。

六、咨询中的沟通技巧

（一）非语言沟通技巧

1. 身体语言

（1）面对面坐着:选择与咨询者面对面坐着,可以传达出您对他们的关注和兴趣。这种姿势可以让咨询者感受到您的投入和专注,同时也方便您观察他们的非语言表达。

（2）微微向前倾听:微微向前倾听是一种积极的姿势,表明您真正关注并倾听咨询者的话语。这个姿势可以传达出您的专注和支持,让咨询者感受到他们的话语被重视。

（3）保持眼神接触:保持良好的眼神接触是建立信任和有效沟通的关键。适度的眼神接触可以表明您的倾听和理解,同时也给予咨询者表达的空间和尊重。

（4）避免交叉手臂或紧闭手指:交叉手臂或紧闭手指可能传达出冷漠或防御的信息,这会破坏与咨询者之间的互信和合作关系。相反,将手臂放在身体两侧或轻轻放在膝盖上,展示出开放和接纳的态度,有助于咨询者感受到您的支持和关怀。

综上所述,通过保持开放的姿势、眼神接触和避免交叉手臂或紧闭手指,我们就能够创造出一个开放、支持和尊重的沟通环境。这有助于建立信任和共鸣,促进有效的沟通和理解。同时,这些身体语言要素也可以让咨询者感受到我们对他们的关注、兴趣和专业。

2. 面部表情

（1）微笑:微笑是一种友好和支持的表情,可以传达出我们的关怀和善意。通过适时的微笑,我们可以让咨询者感受到我们的友好和愿意帮助的态度。然而,要注意微笑的自然和适度,避免过度或不适当的笑容,以免给咨询者带来困惑或不适。

（2）眉毛的抬起或放松:眉毛的抬起或放松也可以传达出不同的情绪和意图。抬起眉毛可以表达兴奋、惊讶或关注,而放松眉毛则表达出放松、理解或接纳的态度。通过适度运用眉毛的表情,我们可以更好地与咨询者进行互动和理解。

（3）眼神的亲切:亲切的眼神是建立连接和信任的重要方式。通过与咨询者保持眼神接触,我们可以传达出我们在倾听和理解他们的话语的态度,适度的眼神接触可以让咨询者感受到他们的话语被重视和尊重。

（4）面部表情并与言辞和意图一致:面部表情是非常强

大的非语言沟通方式,它可以传达出我们的情感和意图,对咨询者的感受和理解产生影响。如果我们的面部表情与我们的言辞和意图不一致,可能会使咨询者对我们产生误解或不信任。例如,我们说出了鼓励和支持的话语,但面部表情却显得不真诚或冷漠,咨询者可能会感受到不一致的信息,导致他们对我们的真诚度产生疑问。此外,我们也要注意自己的面部表情是否适合当前的情境和咨询者的感受。在面对咨询者的困惑、痛苦或焦虑时,我们需要展现出同情、安抚和接纳的面部表情,以让咨询者感受到我们的关怀和支持。

总之,注意自己的面部表情对于建立有效的咨询关系至关重要。确保它们与言辞和意图一致,并根据情境和咨询者的感受展现出相应的表情,可以增强我们与咨询者之间的沟通和信任。

3. 语速和节奏

（1）与咨询者保持一致的语速和节奏:与咨询者保持一致的语速和节奏可以帮助建立共鸣和理解。如果我们的语速和节奏与咨询者相差太大,可能会导致沟通障碍和误解。因此,我们应该尽量调整自己的语速和节奏,与咨询者保持一致,以便更好地理解和被理解。

（2）放慢语速:如果咨询者感到紧张或焦虑,他们可能会有困难来表达自己的想法和感受。在这种情况下,适当放慢我们的语速可以给予他们更多的时间和空间来表达。这可以让咨询者感到放松和被尊重,同时也有助于我们更好地理解他们的需求。

（3）给予表达的空间:除了语速和节奏,我们还应该给予咨询者足够的表达空间。这意味着我们要耐心倾听,不要中断或打断他们的表达。通过给予他们足够的时间来表达自己,我们可以更好地理解他们的需求和问题,并提供更恰当的支持和建议。

总而言之,与咨询者保持一致的语速和节奏对于建立共鸣和理解非常重要。通过适当放慢语速,给予咨询者表达的空间,我们可以创造出一个支持和尊重的沟通环境,有助于更有效地理解和支持咨询者。

4. 倾听和确认

(1)使用肢体语言来表达倾听和理解的态度:肢体语言是表达倾听和理解的重要方式。通过点头、微笑、鼓励的手势等肢体语言,我们可以传达出我们的关注和支持。这些肢体语言可以让咨询者感受到他们的话语被倾听和理解,增强他们的信任和共鸣。

(2)适时使用肯定性语言进行确认:适时使用肯定性语言可以确认我们对咨询者的理解。这可以包括使用诸如“是的,我明白您的意思”“我理解您的感受”等肯定性的陈述。这些语言表达可以让咨询者感受到他们被认可和理解,增强他们与我们之间的信任和合作关系。

总而言之,通过使用肢体语言表达倾听和理解的态度,如点头、微笑、鼓励的手势,以及适时使用肯定性语言进行确认,我们可以促进有效的沟通和建立信任。这些肢体语言和语言表达可以让咨询者感受到我们对他们的关注、理解和支持,从而更好地与他们进行互动和共享信息。

5. 姿态和动作

(1)保持放松的身体姿态:坐直但不僵硬,放松肩膀和背部,避免紧绷的表情或姿势。例如,您可以放松双手放在膝盖上或交叠在桌子上,这样不仅自己放松,也给咨询者传达出舒适和开放的信息。

（2）适当运用手势和动作：使用适量的手势和动作可以帮助您更好地表达观点或解释概念。例如，您可以使用手势来强调重点，比如用手指指向某个地方或画出一个轮廓。您也可以使用手势来表示某种情绪，比如挥动手臂来表示兴奋或摇摆手来表示犹豫。然而，要保持适度，不要过度夸张或分散咨询者的注意力。

总的来说，姿态和动作是非常重要的非语言沟通方式。通过保持放松的身体姿态和适度运用手势和动作，我们可以更好地与咨询者建立联系和理解。重要的是要注意自己的姿态和动作，确保它们与我们的言辞和意图一致，以创造一个舒适和支持的沟通环境。

6. 反馈 使用适当的肢体语言来反馈咨询者的情绪和态度，可以让咨询者感受到您的支持和关怀。

（1）同情的表情：当咨询者表达出伤心、失望或困惑等情绪时，您可以轻轻地皱眉或略微垂下嘴角，以表达同情和理解。例如，如果咨询者描述了一个令他们感到沮丧的情况，您可以给出一个略微悲伤的表情，以显示您对他们的感受。

（2）安抚的手势：如果咨询者感到紧张或焦虑，您可以使用安抚的手势来传达支持和关怀。例如，您可以轻轻拍拍手臂或温柔地握住他们的手，以安抚他们的情绪。这些手势可以让咨询者感受到您的关心和安慰。

（3）体现共鸣的肢体语言：当咨询者表达出某种情绪或经历时，您可以稍微模仿他们的肢体语言来体现共鸣。例如，如果咨询者描述了一种紧张或痛苦的体验，您可以稍微收紧肌肉或蜷缩身体，以表达对他们感受的共鸣。这样做可以让咨询者感受到您真正理解他们的感受。

总的来说,适当的肢体语言可以帮助我们与咨询者建立连接和理解。通过同情的表情、安抚的手势以及体现共鸣的肢体语言,我们可以传达出对咨询者情绪和态度的反馈,让他们感受到我们的支持和关怀。重要的是要根据咨询者的情绪和需要,选择和运用适当的肢体语言,以建立更有意义的互动和沟通。

总之,非语言沟通技巧在母乳咨询中起着重要的作用。通过身体语言、面部表情、语速和节奏、倾听和确认、注意姿态和动作,以及适当的反馈,我们可以建立良好的咨询关系,增强沟通的效果,并帮助咨询者感受到我们的支持和专业。

（二）语言沟通技巧

1. 声调、音量、语速、语气

（1）咨询对象的声调、音量、语速、语气对咨询师的提示作用

咨询对象的声调、音量、语速和语气可以提供咨询师一些提示,帮助他们更好地理解对方的情感状态和需求。以下是一些举例说明。

1）声调的变化:当咨询对象的声调变高或变低时,可能暗示着他们的情绪状态。声调变高可能表示激动、紧张或焦虑,而声调变低可能表示沮丧、消沉或压抑。如:"我很抱歉,我不知道该怎么做,我感觉非常沮丧。"在这个例子中,咨询对象的低沉声调暗示着她的情绪低落。

2）音量的变化:当咨询对象的音量变大或变小时,可以提供关于他们的自信程度或内心脆弱程度的线索。音量增大可能表示坚定、自信或愤怒,而音量减小可能表示不安、羞怯或害怕。如:"我真的很生气! 他们对我的态度太不公平

了！"在这个例子中,咨询对象的大声抱怨表明她的愤怒和自信。

3)语速的变化:当咨询对象的语速变快或变慢时,可能表明他们的思维和情绪状态。语速加快可能表示紧张、急躁或焦虑,而语速减慢可能表示沉思、谨慎或犹豫。如:"我真的不知道该怎么办,我觉得自己压力很大。"在这个例子中,咨询对象的快速语速暗示着她的紧张和焦虑。

4)语气的变化:当咨询对象的语气变得强调或消极时,可以提供关于他们的态度和情绪状态的线索。强调语气可能表示坚定、自信或决心,而消极语气可能表示沮丧、绝望或不满。如:"我已经尝试过很多方法了,但什么都不起作用,我真的觉得很绝望。"在这个例子中,咨询对象的消极语气表明她的绝望和不满。

咨询师应该敏锐地观察和倾听咨询对象的声调、音量、语速和语气的变化,以更好地理解他们的情感和需求,并相应地调整自己的回应和支持。这样做可以帮助建立更有效的咨询关系,促进对方的自我探索和发展。

(2)咨询师控制声调、音量、语速和语气的技巧

咨询师可以通过以下方式控制声调、音量、语速和语气,以达到更有效的咨询效果。

1)声调控制:使用温和、亲切的声调传达关心和支持的态度。避免使用过于严厉或冷漠的声调,以免给对方造成压力或不适。如:"我非常理解您在母乳喂养方面的困惑和挑战。我们会共同努力找到最适合您和宝宝的解决方案。"

2)音量控制:维持适当的音量,确保对方在咨询场景中能够清晰听到您的声音,不过度吵闹也不过于轻声细语。如:"让我们一起来探讨乳房堵塞的原因和解决办法。这样您

就能够更好地了解如何缓解症状,给宝宝提供更舒适的哺乳体验。"

3)语速控制:维持适当的语速可以让对方更好地理解和跟随您的讲话。不要说得过快或过慢,保持平稳的节奏。如:"让我们从了解您面临的问题开始,然后我们可以一步一步地解决。我会提供相关的建议和技巧,帮助您顺利进行母乳喂养。"

4)语气控制:使用积极、鼓励的语气可以增强对方的自信和合作意愿。避免使用挑剔或负面的语气,以免引起对方的不安或抵触。如:"您已经走出了第一步,咨询是正确的决定。我们会一起解决面临的问题,我相信您可以成功地进行母乳喂养。"

咨询师应该灵活运用声调、音量、语速和语气的控制,根据咨询对象的情感和需求进行调整。这样可以建立良好的沟通氛围,增强双方的合作和信任,促进积极的咨询体验和结果。请记住,每个咨询对象可能有不同的情感和需求,因此需要灵活调整这些要素以适应对方的个性和情境。

2. 避免使用表达压力责任的词语

咨询师应避免使用表达压力和责任的词语,以免给对方增加不必要的负担或焦虑。以下是一些举例说明。

(1)避免使用强制性语言:不要使用命令或强迫性的词语,给对方一种必须按您的建议或观点行事的感觉。如:不要说"您必须要这样做",而是说"您可以考虑尝试一下"或"这是一个可选的方法"。

(2)避免使用绝对化字眼:不要将过多的责任放在对方身上,使其感到压力和负担。咨询师应扮演支持者和指导者的角色,而不是强加责任。如:不要说"您必须确保每天都进行乳房按摩",而是说"乳房按摩可以帮助促进乳汁流动,如果您愿意尝试,我可以向您展示正确的按摩技巧"。

(3)避免使用具有攻击性的词语:不要使用具有攻击性或指责的语言,以免对方感到被指责或受到伤害,造成阻碍对话的障碍。如:不要说"您的喂养方式完全错误",而是说"让我们一起探讨一些可能帮助您提高喂养效果的方法"。

(4)避免使用过于强调个人责任的词语:不要使用过于强调对方个人责任的词语,以免对方陷入自责或无助的情绪中。如:不要说"如果您不能正确喂养宝宝,他将失去营养",而是说"我明白您对宝宝的营养非常关心,我们将一起找到最适合您和宝宝的喂养方式"。

咨询师应注意言辞的选择,尽量避免给对方增加压力。使用鼓励、支持和积极的语言,帮助对方建立积极的心态,并提供合适的建议和指导。这样可以建立信任和合作的关系,促进有效的咨询过程和积极的结果。

3. 收集哺乳史的提问技巧　可通过启发或向对方提出一些问题来收集所需的信息。问题一般有两种:开放式问题和闭合式问题。开放式问题是对答案没有暗示,可以敞开地自由回答的问题,能够激发被访者的思考与表达,让他们有更多的机会描述和解释他们的经历、感受和想法。通过这种问题,我们可以获得更丰富的信息,了解咨询者的具体情况,建立起良好的沟通氛围,并评估他们的语言表达能力。

例如,我们可以使用开放式问题来了解母乳喂养带来的挑战:"您觉得母乳喂养有什么困难吗?""在母乳喂养的过程中遇到过哪些问题呢?"闭合式问题则更适合用于确认事实或收集具体的信息。它们通常可以用简单的"是"或"不是"来回答,提供了更具体、明确的答案。举例来说,我们可以使用闭合式问题来了解母乳喂养中的某些具体情况："在母乳喂养的过程中,您是否会觉得乳头疼痛?"在评估产妇的母乳喂养情况时,使用开放式问题可以帮助我们发现问题的根源,并且通过倾听的过程,增加产妇对我们的信任感。这样我们就可以更好地提供帮助和支持。

4. 抓住主要问题　抓住主要问题是母乳咨询中非常重要的技巧。它有助于确保咨询的焦点清晰,并能够提供更准确和有针对性的建议和支持。使用时需要适当的时机和方式,以免过早或过晚地引导,导致无法准确把握主要问题。

在与咨询对象的对话中,可以根据对方的描述适当加以引导,以便更深入地了解她们的情况和需求。例如,咨询对象可能提到她正在面临乳头疼痛的问题。您可以采取以下方式引导。

(1)倾听和确认:首先,倾听咨询对象的描述,并确认她正在经历乳头疼痛的问题。这有助于确保正确理解她的主要问题。如:"我听到您提到您正在经历乳头疼痛的问题,这对您来说肯定是个困扰。我可以了解一下,您是否在哺乳过程中感到乳头疼痛呢?"

(2)探索细节:接下来,可以通过提问来进一步了解乳头疼痛问题的细节。这有助于更全面地理解问题的原因和背景。如:"感谢您的描述。能否请您进一步告诉我关于乳头疼痛的具体感受,例如疼痛的程度、疼痛的时间,有没有出现其他症状?"

(3)引导主要问题:在对方描述的基础上,适当引导以便抓住主要问题。可以通过提问或通过提供相关的经验来帮助咨询对象更准确地表达她们的主要问题。如:"根据您的描述,您是否认为乳头疼痛问题可能与宝宝的吸吮姿势或乳头破损有关？我们可以进一步探讨这些方面，以找到缓解疼痛的方法。"

　　通过在对方描述的基础上适当引导，您可以帮助咨询对象更好地抓住主要问题，并在提供具体建议和支持时更加精准，具有针对性。请记住，在使用提问时，要灵活运用，并根据具体情况和对方需求进行调整。这样可以确保您能够准确理解问题，并为咨询对象提供最有效的帮助。

七、倾听的技巧

（一）倾听的层次

　　1. 表层倾听　在这个层次上，倾听者主要关注对话的表面内容，听取对方的字面意思，而不深入探索其中的情感和隐含信息。这种倾听通常用于获取基本信息或作为开启对话的起点。如对方提到自己正在尝试母乳喂养，您可以简单回应："请告诉我更多关于您的经验。"

　　2. 选择性倾听　在这个层次上，倾听者有意地选择性关注或重点关注一些特定的信息，忽略其他不重要的内容。这种倾听通常用于筛选出对问题或主题最重要的细节。当对方提到她感到乳房疼痛时，您可以进一步追问："这种疼痛是持续的还是只在特定的时间段出现？"

　　3. 同理型倾听　在这个层次上，倾听者通过投入自己的情感来连接和理解他们，引起共鸣。这种倾听通常用于建立情感联系和提供支持。如对方表达了对母乳喂养的挫败感，您可以回应："我理解您的挫败感，母乳喂养有时候确实是一项艰难的任务。"

　　4. 使命型倾听　在这个层次上，倾听者不仅理解对方的情感，还主动提供信息、建议和支持来帮助对方解决问题和获得所需的支持。这种倾听通常用于给予指导和提供解决方案。如对方提出关于母乳喂养的疑问,您可以回应:"我明白您的困惑,让我与您分享一些关于正确的哺乳姿势和乳头保护的建议和信息。"

在倾听过程中,我们可以根据对话的需要和对方的需求来选择合适的倾听层次。通过有效的倾听,我们能够更好地理解对方的意图、感受和需求,并以更有针对性和有效的方式回应和支持他们。

（二）参与式回应

参与式回应是一种倾听技巧,通过非言语和肯定性的回应来展示您的参与和支持。以下是一些参与式回应的例子。

1. 肢体语言和面部表情　点头表示您在倾听并理解对方的话语,使用微笑来传达友善和支持的态度,保持眼神接触来展示您的兴趣和关注。当咨询对象分享她们的哺乳经历时,您可以点头表示您在倾听,同时微笑和保持眼神接触来表达您的支持和关注。

2. 肯定性的回应语言　使用简短的肯定性回应来展示您在倾听和理解对方的话语,使用鼓励和赞扬的语言来肯定对方的经验和努力。当咨询对象表达她们对母乳喂养的困惑时,您可以回应:"我理解您的困惑,感谢您与我分享,您在母乳喂养方面的努力值得赞赏。"

3. 非言语声音回应　使用适当的声音回应来展示您的兴趣和关注,使用适当的声音效果来表达共鸣和理解。当咨询对象描述她们的哺乳体验时,您可以使用一些鼓励性的语气词回应,例如"嗯"或"啊",以示您的理解和共鸣。

通过参与式回应,能够更好地展示您的关注和支持,让咨询对象感受到您的积极参与。这种肯定性的回应可以帮助建立信任和良好的沟通氛围,让对方感到被理解和支持。

(三)倾听注意事项

1. 注意非言语沟通 通过肢体语言、面部表情和眼神接触来展示您的参与和关注,保持身体姿势开放,向对方传递积极的沟通氛围。当咨询对象分享她们的母乳喂养经历时,您可以保持直立的姿势,面带微笑,通过眼神接触来表达您的兴趣和支持。

2. 使用肯定性的回应 通过简短的回应,展示您在倾听和理解他们的话语,使用称赞、鼓励的语言来肯定对方的经验和努力。当咨询对象表达她们对母乳喂养的困惑时,您可以回应:"非常感谢您与我分享这些困惑,您对母乳喂养的关注和努力值得赞赏。"

3. 验证理解 使用回应或总结来确认您对对方所说内容的理解,通过反馈和提问来进一步澄清和确认对方的意图和需求。当咨询对象描述她们的哺乳体验时,您可以回应:"如果我理解正确,您在之前尝试过不同的哺乳姿势,但遇到了一些困难,是这样吗?"

4. 避免打断和偏见 尽量避免在对方讲话期间打断或表达偏见,给予对方足够的时间来表达自己的想法和感受,尊重对方的观点和经历。当咨询对象谈论她们的母乳喂养困惑时,避免在她们讲话时打断或提出负面评价,而是耐心倾听并尊重她们的观点。

通过运用这些倾听技巧,您可以更好地倾听咨询对象,并建立有益的沟通。记住,在给出建议和方法之前,了解对方的诉求、困惑、困扰和影响因素是非常重要的,这样您才能提供更具针对性和有效性的建议和方法。

八、给出建议的技巧

1. 强调信息的正确性　在提出解决问题的方法和途径之前,要确保所提供的信息是准确和可靠的。强调信息的正确性可以增加对方的信任和接受度。如:"在解决您面临的问题时,我将依据母乳喂养的相关研究和专业机构的建议提供确切和可靠的信息,以帮助您做出正确的决策。"

2. 基于个体化　咨询对象表达担忧宝宝体重增长缓慢,您了解到她的乳汁供应可能不足。您可以建议她尝试增加每天的吸乳次数或使用乳头保护器来刺激乳腺产生更多的乳汁,以满足宝宝的需求。

3. 尊重选择　如果咨询对象提到她正在考虑添加配方奶或过渡到瓶喂,您可以尊重她的选择,并提供关于过渡的建议和支持,例如如何逐渐减少母乳喂养的次数。

4. 提供多样性的选项　如果咨询对象抱怨宝宝吸吮时容易困扰,您可以向她介绍不同的哺乳姿势,例如摇篮式、半卧式或侧卧式,并解释每种姿势的优点和适用情况。

5. 明确和简洁　当咨询对象询问关于吸奶器的使用方法时,您可以简洁明了地解释如何正确使用和清洁吸奶器,避免使用过多的专业术语,确保她能够理解并正确操作。

6. 使用多种表达方式　在提出解决问题的方法和途径时,选择合适的方式来传达信息。这可以包括口头说明、书面指导或其他辅助方式,以确保对方可以更好地理解和应用所提供的解决方案,如"我会在我们的对话中口头说明一些改善乳汁淤积问题的方法,并在之后通过电子邮件给您发送一份详细的书面指南,以便您随时参考。"

7. 提供支持和资源　如果咨询对象感到沮丧或焦虑,您可以向她推荐参加当地的母乳喂养支持小组或在线社群,并提供相关的联系信息和资源,以便她能够获得额外的支持和鼓励。

8. 鼓励咨询对象主动参与　当咨询对象询问关于宝宝排便次数的问题时,您可以鼓励她记录宝宝的排便情况,并观察是否符合正常范围,以便她能够更好地了解宝宝的健康状况。

9. 持续跟进和反馈　在提供建议后,您可以与咨询对象保持联系,并询问她是否有任何进展或改善。您可以提供进一步的指导和反馈,以确保她在母乳喂养过程中获得持续的支持和帮助。

以上例子仅供参考,具体的建议应根据咨询对象的情况和需求进行个性化。与咨询对象建立互信和良好的沟通关系,以确保建议的有效性和适用性。

九、结束咨询的技巧

1. 总结和回顾　可以与咨询对象一起回顾讨论的重点和提供的建议。总结过去的讨论,确保双方对主要问题和解决方案有清晰的了解。如:"在我们的讨论中,我们讨论了宝宝的吸吮问题,并提供了不同的哺乳姿势和技巧以改善情况。您有任何关于这些建议的疑问或需要进一步的解释吗?"

2. 确认咨询对象的理解和满意度　询问咨询对象是否对提供的建议和指导感到满意,并确认她们是否对下一步的行动有清晰的认识。如:"在我们结束之前,我想确认您是否对我们的讨论和提供的建议感到满意。您对接下来的步骤有任何疑问或需要额外的支持吗?"

3. 提供资源和联系方式 在结束咨询时,您可以提供相关的资源和联系方式,以便咨询对象在需要时获得进一步的支持和指导。如:"这是一个当地的母乳喂养支持小组的联系信息。他们可以提供更多的资源和支持,如果您需要,可以随时与他们联系。此外,我也可以通过电子邮件或电话提供支持,如果有任何问题,请随时与我联系。"

4. 留下积极的鼓励和感谢 结束咨询时,提供一些鼓励和感谢的话语,让咨询对象感到被关注和支持。如:"非常感谢您与我分享您的母乳喂养经验和问题。您已经做得很好,我相信您会在喂养过程中取得进一步的成功。如果您需要任何帮助或支持,请随时与我联系。"

通过这些结束技巧,可以确保咨询对象在结束咨询时感到满意和被支持,并为她们提供进一步的资源和联系方式。这有助于建立持久的关系,并让咨询对象知道,她们如果需要可以随时与您联系。

附　录

附录1　产前母乳喂养评估表

亲爱的准妈妈:

　　我们将一起和您做好母乳方面的准备以迎接宝宝的到来,为了更好地为您提供相关指导和建议,以促进顺利的母乳喂养。请您花4~8分钟填写这份产前母乳喂养评估表,用于收集必要的信息,以便我们更好地了解和回应您的需求。

基本信息	姓名：	年龄（岁）：	联系方式：	
	伴侣姓名：	预产期： 年 月 日		

类别	具体问题	否	是	具体
母乳喂养	（1）是否了解母乳喂养的好处	□	□	
健康状况	（1）是否有妊娠合并症	□	□	
	（2）是否有任何慢性疾病或特病医疗需求	□	□	
	（3）是否有家族遗传疾病或过敏史	□	□	
孕期营养	（1）孕期饮食习惯和饮食均衡程度	□	□	
	（2）是否有特殊饮食要求或限制	□	□	
	（3）是否有孕期补充剂或草药	□	□	
乳房健康状况	（1）乳房疼痛或不适程度	□	□	
	（2）乳头状况（是否破裂、溃烂等）	□	□	
	（3）是否存在乳房堵塞或乳腺炎问题	□	□	
	（4）是否使用乳头保护器或其他辅助工具	□	□	

续表

类别	具体问题	否	是	具体
乳房和乳头评估	（1）乳房形态和大小			
	（2）乳头状态（是否突出、凹陷、扁平等）	☐	☐	
	（3）乳头是否有乳晕溃烂或疼痛	☐	☐	
	（4）是否有乳房堵塞或乳腺炎史	☐	☐	
母乳喂养意愿	（1）对母乳喂养的期望和意愿程度			
	（2）是否有任何担忧或焦虑感与母乳喂养相关	☐	☐	
	（3）是否计划在产后返回工作或母乳喂养其他事务	☐	☐	
孕妇支持系统	（1）家庭对母乳喂养的支持程度			
	（2）伴侣、家人或朋友的参与程度			
	（3）是否有参加产前母乳喂养教育课程	☐	☐	
孕产史	（1）孕次（次）：	否	是	具体
	（2）产次（次）：			

257

续表

类别	具体问题		否	是	具体
孕次≥2请填写（第一次怀孕不需填写）	(1) 早产史		□	□	
	(2) 剖宫产史		□	□	
	有母乳喂养经验（"是"请填右侧4个问题） □是 □否	(1) 是否有哺乳困难或问题	□	□	
		(2) 是否使用过乳头保护器或其他辅助工具	□	□	
		(3) 是否掌握母乳喂养的技巧	□	□	
		(4) 上一次母乳喂养持续时间（月）			
其他	(1) 孕期是否有其他特殊情况或并发症		□是 □否		
	(2) 是否有任何其他问题或需求		□是 □否		
咨询师提供的帮助和建议					

附录2　母乳喂养门诊咨询记录单

编号：_____

姓名：	就诊日期：	门诊号：	接诊者：
主诉：			

一、哺育信息收集

1. 妈妈生产分娩情况

分娩孕周：_____；胎次：_____

生产方式：□顺产　□剖宫产　□双胎

2. 妈妈目前健康状况

□良好　□感冒　□腹泻　□发热（体温_____）　□其他

3. 宝宝基本情况

出生日期：_____；出生体重：_____kg；目前月龄：_____；目前体重：_____kg

大便次数_____次/日（□软　□硬）；尿量：_____次/日

4. 哺育情况

（1）第一口奶：□母乳　□配方奶　□水　□葡萄糖水　□其他

（2）喂养方式：

1）纯母乳喂养

喂养方式：□直接吸吮　□挤出瓶喂　□两者都有

喂奶频率：□想吃就喂　□固定时间喂（_____小时一次，一次约_____分钟，□单侧　□双侧）

2）混合喂养

添加配方奶情况：_____次/日，_____ml/次，_____ml/日

续表

3）添加辅食

种类：＿＿＿＿＿＿＿＿＿＿＿；频率：＿＿＿＿＿＿＿＿＿＿＿；

量：＿＿＿＿＿＿＿＿＿＿＿／次

5. 其他移出乳汁的方式

（1）挤奶次数：＿＿＿次／日,挤奶总量＿＿＿／日

（2）挤奶工具：□电动吸奶器（单边／双边）□手动吸奶器（□单边□双边） □手挤奶

二、咨询情况

（一）首次咨询

接诊者：＿＿＿＿＿＿＿＿＿＿＿

1. 观察含乳

□宝宝同来 □宝宝未同来 □现场哺乳 □照片／视频哺乳

宝宝：□乳头混淆 □含乳欠佳 □拒吃 □吸力弱 □哺乳效率低

妈妈：□哺乳姿势欠佳 □睡眠欠佳 □过度使用吸奶器 □过度涨奶 □饮食结构 □情绪紧张 □不亲喂 □上班疲劳

其他：□安抚不足 □护理不当 □乳房外伤 □奶量偏多 □大小奶明显 □其他情况描述

2. 乳房现状

左	症状	右	症状

3. 评估结果

_____

4. 建议和方案

护理措施: 乳房护理　□外敷_____□无痛疏通　□指导吸奶
　　　　器使用　□指导手挤奶　□其他

哺乳姿势: □摇篮式　□侧躺喂　□平躺喂　□交叉式　□橄榄球
　　　　式　□衔乳　□撤离　□拍嗝及抱哄　□其他

乳房症状及处理结果: _____

居家护理建议: _____

下次预约: _____月_____日_____时　　□否

（二）第二次咨询

接诊者: _____

1. 观察含乳

□宝宝同来　□宝宝未同来　□现场哺乳　□照片/视频哺乳

宝宝: □乳头混淆　□含乳欠佳　□拒吃　□吸力弱　□哺乳效
　　　率低

妈妈: □哺乳姿势欠佳　□睡眠欠佳　□过度使用吸奶器　□过度
　　　涨奶　□饮食结构　□情绪紧张　□不亲喂　□上班疲劳

其他: □安抚不足　□护理不当　□乳房外伤　□奶量偏多　□大
　　　小奶明显　□其他情况描述

2. 乳房现状

左	症状	右	症状

续表

3. 评估结果

_____

4. 建议和方案

护理措施：乳房护理　□外敷_____□无痛疏通　□指导吸奶
　　　　　器使用　□指导手挤奶　□其他

哺乳姿势：□摇篮式　□侧躺喂　□平躺喂　□交叉式　□橄榄球
　　　　　式　□衔乳　□撤离　□拍嗝及抱哄　□其他

乳房症状及处理结果：_____

居家护理建议：_____

下次预约：_____月_____日_____时　□否

（三）第三次咨询

接诊者：_____

1. 观察含乳

□宝宝同来　□宝宝未同来　□现场哺乳　□照片 / 视频哺乳

宝宝：□乳头混淆　□含乳欠佳　□拒吃　□吸力弱　□哺乳效
　　　率低

妈妈：□哺乳姿势欠佳　□睡眠欠佳　□过度使用吸奶器　□过度
　　　涨奶　□饮食结构　□情绪紧张　□不亲喂　□上班疲劳

其他：□安抚不足　□护理不当　□乳房外伤　□奶量偏多　□大
　　　小奶明显　□其他情况描述

2. 乳房现状

左	症状	右	症状

续表

3. 评估结果
4. 建议和方案 护理措施：乳房护理　□外敷_____□无痛疏通　□指导吸奶 　　　　　　器使用　□指导手挤奶　□其他 哺乳姿势：□摇篮式　□侧躺喂　□平躺喂　□交叉式　□橄榄球 　　　　式　□衔乳　□撤离　□拍嗝及抱哄　□其他 乳房症状及处理结果：_____ 居家护理建议：_____ 下次预约：_____月_____日_____时　　□否

附录3　常用母乳喂养评估量表

一、从婴儿角度评价

1. 婴儿母乳喂养测量工具（Infant Breastfeeding Assessment Tool, IBFAT）是一种专门用于评估母乳喂养成功率的量表。该工具首次发表于1988年，并专注于评估出生后5天内的新生儿的母乳喂养情况。IBFAT包含了四个主要环节的评估，分别是婴儿的哺乳意愿、寻找和含接乳头、吸吮以及婴儿的状态，同时还包括母亲的满意度评价。

IBFAT的评分方法为0~3分，其中前4个条目涉及婴儿的喂养行为，每个条目的得分范围是0~3分，而母亲满意度评价不计分。总分为12分，分数越高表示母乳喂养效果越好，过程越顺利。得分大于等于7分被认为是母乳喂养成功的标准。

对于 IBFAT 的信度和效度评估,测量者间的信度为91%,而在同类研究中 Cronbach's α 系数为 0.83~0.97。这表明 IBFAT 具有较高的信度和效度,能够稳定地评估母乳喂养的效果。

IBFAT 的优点在于它能够从多个方面全面评估母乳喂养的成功率,并且评定过程相对简单和直观。然而,该工具的适用人群仅限于出生后 5 天内的新生儿,且对婴儿喂养行为以及母亲满意度的评估依赖于医务工作者的观察和记录,可能存在主观性的偏差。

总而言之,IBFAT 是一种可靠且有效的评估工具,可用于评估母乳喂养在新生儿阶段的成功率。该工具的使用可以提供有关婴儿喂养行为和母亲满意度的有用信息,但需要注意其适用范围和评估过程中的主观因素。

2. 婴儿哺乳过程的系统化评估量表(Systematic Assessment of the Infant at Breast,SAIB) 是由 Lawrence 于 1993 年开发的,旨在提供一种全面、系统和客观的工具来评估婴儿在母乳喂养过程中的表现。

SAIB 适用于各个年龄段的婴儿。该量表包含了多个方面的评估内容,包括婴儿的口腔和面部特征、抓握和姿势、含接和吸吮技巧、乳房的位置和姿势、吞咽和消化过程等。通过对这些方面进行评估,可以全面了解婴儿在母乳喂养过程中的表现和需求。

SAIB 的评分方法基于观察者对每个条目进行评分,根据婴儿的表现和技巧给予相应的分数。每个条目的评分范围和标准依据其特征而定。通过将所有条目的得分相加,可以得出婴儿在母乳喂养过程中的总体表现评分。

对于 SAIB 的信度和效度评估,研究显示其测量者间的信度为 0.97~0.99,表明该量表具有较高的信度。而该量表的效度也得到确认,能够准确评估婴儿在母乳喂养中的表现。Cronbach's α 系数用于评估 SAIB 的内部一致性,研究表明其 α 系数为 0.95~0.97,表明该量表具有较高的一致性和可靠性。

SAIB 的优点在于提供了全面和系统的评估工具,能够准确评估婴儿在母乳喂养过程中的各个方面的表现。该量表具有较高的信度和效度,可被广泛应用于研究和临床实践中。然而,使用该量表需要经过专业培训和熟悉,评估过程可能需要较长时间和专业知识。

总而言之,婴儿哺乳过程的系统化评估量表(SAIB)是一种可靠和有效的工具,用于评估婴儿在母乳喂养过程中的各个方面的表现。其信度和效度已得到证实,具有较高的内部一致性和可靠性。该量表的使用能够提供关于婴儿哺乳过程的详细信息,但需要经过专业培训和适当时间的评估。

3. 布里斯托母乳喂养评估工具(Bristol Breastfeeding Assessment Tool, BBAT) 是一种专门用于评估母乳喂养情况的量表。该工具由 Hoddinott 等人于 2008 年开发,旨在提供一个客观、可靠和全面的评估工具,以了解母乳喂养的效果和问题。

BBAT 适用于各个年龄段的婴儿和母亲。该量表包含了多个方面的评估内容,包括婴儿的吸吮技巧、吞咽表现、乳房的位置和姿势、母亲的舒适度以及其他与母乳喂养相关的问题。通过对这些方面进行评估,可以全面了解母乳喂养的情况和可能存在的问题。

BBAT 的评分方法是基于观察者对每个条目进行评分,根据婴儿和母亲的表现给予相应的分数。每个条目的评分范围和标准依据其特征而定。通过将所有条目的得分相加,可以得出母乳喂养的总体评分。

对于 BBAT 的信度和效度评估,研究显示其测量者间的信度为 0.82~0.99,具有较高的信度。而该量表的效度也得到确认,能够准确评估母乳喂养的情况。Cronbach's α 系数用于评估 BBAT 的内部一致性,研究表明其 α 系数为 0.78~0.89,表明该量表具有较高的一致性和可靠性。

BBAT 是一个全面和客观的评估工具,能够准确评估母乳喂养的情况和问题。该量表具有较高的信度和效度,可用于研究和临床实践中。然而,使用该量表需要经过专业培训和熟悉,评估过程可能需要一定的时间和专业知识。

总而言之,布里斯托母乳喂养评估工具(BBAT)是一种可靠和有效的评估工具,用于评估母乳喂养的情况和问题。其信度和效度已得到证实,具有较高的内部一致性和可靠性。该量表的使用能够提供关于母乳喂养的详细信息,但需要经过专业培训,并在适当时间评估。

4. 早产儿母乳喂养行为量表(Premature Infant Breastfeeding Behavior Scale,PIBBS)　是一种专门用于评估早产儿母乳喂养行为的量表。该量表由 Furman 等人于 2004 年开发,针对早产儿在母乳喂养过程中的行为和技巧进行评估。

PIBBS 适用于早产儿,即出生时胎龄不足 37 周的婴儿。该量表包含了多个方面的评估内容,包括婴儿的吸吮力度、吞咽表现、乳房的位置和姿势、婴儿的响应和互动等。通过评估这些方面,可以了解早产儿在母乳喂养中的行为和技巧的发展情况。

PIBBS 的评分方法基于观察者对每个条目进行评分,根据婴儿的表现给予相应的分数。每个条目的评分范围和标准依据其特征而定。通过将所有条目的得分相加,可以得出早产儿母乳喂养行为的总体评分。

对于 PIBBS 的信度和效度评估,研究显示其测量者间的信度为 0.82~0.97,具有较高的信度。而该量表的效度也得到确认,能够准确评估早产儿母乳喂养行为。Cronbach's α 系数用于评估 PIBBS 的内部一致性,研究表明其 α 系数为 0.74~0.95,表明该量表具有较高的一致性和可靠性。

PIBBS 的优点在于提供了一个全面和客观的评估工具,能够准确评估早产儿在母乳喂养中的行为和技巧。该量表具有较高的信度和效度,可用于研究和临床实践中。然而,使用该量表需要经过专业培训和熟悉,评估过程可能需要一定的时间和专业知识。

总而言之,早产儿母乳喂养行为量表(PIBBS)是一种可靠和有效的评估工具,用于评估早产儿在母乳喂养中的行为和技巧。其信度和效度已得到证实,具有较高的内部一致性和可靠性。该量表的使用能够提供关于早产儿母乳喂养行为的详细信息,但需要经过专业培训和适当时间的评估。

二、从母婴双方评价

1. Via Christi 母乳喂养量表　是一种专门用于评估母乳喂养情况的工具。该量表最初于 2005 年开发,并在 2015 年进行了汉化。该量表的设计简洁直观,适用于自我填写,结合了主观和客观评价,并被广泛应用于临床和研究领域。

Via Christi 母乳喂养量表主要针对 1 月龄内的婴儿的母乳喂养行为进行评估。量表包含 5 个问题,涵盖了乳头含接、含接到有效吸吮之间的持续时间、有效吸吮、可听见吞咽声以及母亲对哺乳的主观评价等 5 个方面。每个问题根据不同答案给予 0 至 2 分的评分,总分为 10 分。总分较高表示较好的母乳喂养状况,总分较低表示存在较多的喂养困难。

通过 Via Christi 母乳喂养量表,医护人员和研究者可以客观地评估和监测母乳喂养过程中的各个环节。这可以帮助他们了解母乳喂养的效果和困难,为制定干预措施和支持母乳喂养提供依据。

该量表的 Cronbach's α 系数在英文版为 0.89,具有较高的信度。中文版的 Cronbach's α 系数为 0.792~0.849。进一步的研究和验证有助于进一步评估量表的可靠性和有效性。此外,使用量表需要注意培训和指导,以确保评估人员正确理解和应用评估准则,以获得准确可靠的结果。

2. 母婴评估法(The Mother-Baby Assessment,MBA) 是一种专业的评估工具,用于评估母婴互动关系。该评估法被称为母乳评估的"Apgar 评分",适用于研究各类研究母婴互动关系。MBA 的目标是记录和评估母乳喂养是否符合标准。

MBA 包含了五个评估环节,分别是识别饥饿信号、哺乳姿势与体位、乳房固定与含接、乳汁分泌与摄入,以及哺乳结束。在每个环节中,母婴双方会分别被评估。每个环节根据是否符合标准进行评分,符合则得 1 分,不符合则得 0 分。最终的得分范围为 0~10 分。

MBA 的信度研究显示,测量者间的信度存在一定差异,范围为 0.33~0.66 和 0.81~0.88。得分较低意味着可能存在泌乳启动延迟的风险。得分≤3 分表示母婴至少一方未准备好母乳喂养,得分为 4~5 分表示新生儿尚未完全掌握含接乳房的方法,得分为 6~8 分表示泌乳通畅,顺利哺乳的可能性较大。

MBA 的优点在于可以全面评估母婴互动关系,特别是母乳喂养过程的关键环节。它可以用于指导干预措施和改善母婴互动关系。然而，MBA 的缺点在于评估过程需要经过专业培训的观察者，并且评估结果可能受到主观判断和个体差异的影响。

总而言之，母婴评估法（MBA）是一种专业的评估工具，用于评估母婴互动关系，它被称为母乳评估的"Apgar 评分"。MBA 通过记录和评估母乳喂养过程，提供全面的评估结果。然而，评估过程需要经过专业培训的观察者，并且评估结果可能受到主观判断和个体差异的影响。

3. 母婴母乳喂养进程评估工具（Mother-Infant Breast-feeding Progress Tool，MIBPT）是一种专业的评估工具，用于评估母婴在母乳喂养过程中的进展情况。该量表的测量者间信度为 0.79~0.95，表明评估者之间具有较高的一致性。

MIBPT 以母婴双方在母乳喂养过程中均起重要作用为出发点，涵盖了评估产后 2 至 5 天喂养过程中母亲和婴儿双方的 8 项条目。这些条目包括母亲的 6 项（识别喂养征兆、把握哺乳时间间隔、独立摆好哺乳姿势、独立帮助婴儿含接乳房、乳头皮肤完整无破损、对哺乳无负面评价）和婴儿的 2 项（正确含接乳房、有效吸吮）。评估者需要根据实际情况勾选每一项的"是"或"否"。

研究发现，MIBPT 适用于医务工作者进行评估，并便于在评估的同时进行有针对性的喂养指导和健康教育。该量表有助于评估者全面了解母婴在母乳喂养中的进展情况，从而提供个体化的指导和支持。

此外，MIBPT 的使用需要评估者具备相关的专业知识和技能，以确保评估的准确性和一致性。同时，进一步的研究和验证还有助于更好地了解 MIBPT 的优点和局限性。

总而言之,母婴母乳喂养进程评估工具(MIBPT)是一种专业的量表,用于评估母婴在母乳喂养过程中的进展情况。其测量者间信度为 0.79~0.95,适用于医务工作者进行评估,并能够为评估过程中提供有针对性的喂养指导和健康教育。然而,使用 MIBPT 需要评估者具备专业知识和技能,并需要进一步地研究和验证。

4. LATCH 量表　是由 Jensen 等人(1994)开发的一种专业评估工具,被广泛应用于评估母亲和婴儿的母乳喂养情况。

LATCH 量表适用于所有参与母乳喂养的母亲和婴儿。它可以用于评估婴儿的吸吮能力、乳头条件、母婴相互作用等关键方面。

所包含的内容和条目:LATCH 量表包含 5 个条目,分别涵盖吸吮(latch)、婴儿吞咽声(audible swallowing)、乳头类型(type of nipple)、母亲哺乳的舒适程度(comfort)、母乳喂养时的体位(holding positioning)等方面。

评分方法:每个条目根据观察和评估者判断,使用 0 到 2 的等级进行评分,0 表示困难或无法实现,2 表示轻松和完全实现。最后,各个条目的得分相加得到总分,总分越高表示母乳喂养越有效。

测量的信度和效度:LATCH 量表的信度和效度已经得到一定程度的验证。研究显示,LATCH 量表具有良好的内部一致性信度。其 Cronbach's α 系数在不同研究中的范围为 0.71~0.93。

优点:LATCH 量表提供了全面而系统的评估,涵盖了母乳喂养过程中的多个关键方面。该量表可用于评估婴儿的吸吮能力、乳头条件、母婴相互作用等重要因素。

缺点：使用 LATCH 量表需要评估者具备专业的观察和判断能力，并且评分主要依赖于评估者的主观判断。

在不同研究中，LATCH 量表的信度存在差异，可能受到评估者间差异和评估方法变化的影响。总而言之，LATCH 量表是一种专业评估工具，用于评估母亲和婴儿的母乳喂养情况。它包含多个涵盖关键方面的条目，并采用 0~2 的等级评分。然而，使用 LATCH 量表需要评估者具备专业判断能力，并且在不同研究中的信度可能存在差异。

5. 哺乳评估工具（Lactation Assessment Tool，LAT）　是一种专业的评估工具，最早由 Lauwers 和 Swisher 于 2005 年开发，并在实践和研究中得到验证和改进。

适用人群：LAT 工具适用于所有参与母乳喂养的产妇。它主要用于评估乳头疼痛产妇在哺乳过程中可能出现的问题，并提供相应的指导。

所包含的内容和条目：LAT 工具包含多个涵盖关键领域的条目。具体内容包括含接的过程，婴儿张大嘴的角度，嘴唇包裹乳房的程度，婴儿头部的位置，婴儿的脸颊轮廓，婴儿与乳房的相对位置，婴儿躯体姿势，婴儿躯体与母亲躯体的相对位置以及吸吮频率等方面。

评分方法：LAT 工具使用特定的评分方法来评估各个条目。评估者观察产妇的哺乳过程，并根据每个条目的特定指标进行评分。评分通常采用等级或分数，根据不同条目的情况进行评分。最后，各个条目的得分可被汇总为总分，用于评估母乳喂养情况。

测量的信度和效度：LAT 工具的信度和效度已经在实践和研究中得到验证。研究表明，LAT 工具具有较好的内部一致性信度，并且具有良好的有效性。Cronbach's α 系数通常在 0.70~0.95 之间,表明评估者之间在使用 LAT 工具时具有较高的一致性。

优点:LAT 工具提供了全面而系统的评估,涵盖了母乳喂养过程中的多个关键领域。通过使用 LAT 工具,评估者可以准确评估乳头疼痛产妇的哺乳问题,并提供相应的指导。LAT 工具具有较好的信度和效度,其 Cronbach's α 系数表明评估者之间具有较高的一致性。

缺点:LAT 工具主要关注乳头疼痛产妇的哺乳问题,未涉及其他可能影响母乳喂养的因素。使用 LAT 工具需要评估者具备专业的观察和判断能力,并且评分可能受到评估者主观判断的影响。

总而言之,哺乳评估工具(LAT)是一种专业的评估工具,用于评估母乳喂养的情况。该工具涵盖了多个关键领域的条目,并采用特定的评分方法。LAT 具有较好的信度和效度,可以准确评估乳头疼痛产妇的哺乳问题,并提供相应的指导。然而,该工具主要关注乳头疼痛产妇的问题,未考虑其他影响母乳喂养的因素。此外,使用 LAT 时需要评估者具备专业的观察和判断能力。

三、预测远期母乳喂养结局

1. 产妇母乳喂养评价量表(Maternal Breastfeeding Evaluation Scale, MBFES) 是一种专业的评估工具,用于评估产妇在母乳喂养方面的满意度和体验。最初由 Ellen 等人于 1999 年编制和修订,并在国外学者中被广泛应用。随后,海静等人于 2011 年将该量表引入中国并进行修订和应用。

适用人群:MBFES 量表适用于参与母乳喂养的产妇。它用于评估产妇在母乳喂养过程中的满意度、体验和感受。

所包含的内容和条目：MBFES 量表包含三个维度，即产妇满意度、婴儿满意度和产妇生活方式。具体内容包括产妇对母乳喂养的满意度、婴儿对母乳喂养的满意度以及产妇在日常生活中的母乳喂养方式。

评分方法：MBFES 量表采用 Likert 5 级评分。产妇根据自身的感受，在每个条目上选择适合自己的评分等级。其中，有 11 个条目采用反向计分。总分范围为 29~145 分。得分越高，母乳喂养满意度越高。

测量的信度和效度：MBFES 量表经过严格的信度和效度评估。研究表明，该量表具有良好的内部一致性信度和内容效度。其中，Cronbach's α 系数为 0.925，各维度的 Cronbach's α 系数在 0.839~0.919 之间。此外，量表的重测相关系数为 0.805，内容效度指数（CVI）为 0.896。

优点：MBFES 量表能够全面评估产妇在母乳喂养方面的满意度和体验，有助于研究者发现影响母乳喂养满意度的因素。该量表经过修订和应用，在不同文化背景中得到了广泛应用，具有较好的信度和效度。

缺点：MBFES 量表仅关注产妇和婴儿的满意度和生活方式，未涉及其他可能影响母乳喂养的因素。使用量表需要产妇主观评价，评分可能受到个体主观感受的影响。

总而言之，产妇母乳喂养评价量表（MBFES）是一种专业的评估工具，用于评估产妇在母乳喂养方面的满意度和体验。该量表包含三个维度，采用 Likert 5 级评分。经过严格的信度和效度评估，MBFES 量表具有较好的信度和效度。优点在于全面评估产妇的满意度和体验，有助于发现影响母乳喂养满意度的因素。然而，该量表仅关注满意度和生活方式，未考虑其他可能影响母乳喂养的因素。使用量表需要产妇主观评价,评分可能受到个体主观感受的影响。

2. 断奶预测量表(Breastfeeding Attrition Prediction Tool, BAPT) 1992 年,由 Janke 基于计划行为理论开发了断奶预测量表(Breastfeeding Attrition Prediction Tool, BAPT)。该量表包含了母乳喂养的积极态度、消极态度、支持和控制 4 个分量表。原始量表共有 44 个条目,Cronbach's α 系数在 0.70~0.86 之间。Dick 等人在美国东南部地区对 269 名计划进行母乳喂养的产妇进行了 BAPT 原始量表的信度和效度检验。经过因子分析,删除了部分条目,修正后的量表包含 42 个条目,Cronbach's α 系数在 0.78~0.86 之间。修正后的 BAPT 量表预测母亲在 8 周内停止母乳喂养的准确率达到 78%,预测母乳喂养持续超过 8 周的准确率为 68%。BAPT 量表对母乳喂养行为具有良好的预测效能。

Zhang 等人对 BAPT 原始量表进行了修订。删除了原量表中关于家庭医生、助产士、婴儿医生和分娩教育者等条目,并将修订后量表用于测量基于计划行为理论的母乳喂养健康教育效果的研究。研究结果表明,在实验组女性中,产后 6 周的母乳喂养行为态度、主观规范和感知行为控制得分均高于对照组,并且差异具有统计学意义。修订后的 BAPT 量表可用于评估母乳喂养健康教育的有效性。

总而言之,断奶预测量表(BAPT)最初由 Janke 开发,经过修订后具有良好的信度和效度。在不同地区和文化背景的研究中,BAPT 量表预测母乳喂养行为的效能得到验证。修订后的 BAPT 量表可用于测量母乳喂养健康教育的效果。

四、态度、自我效能以及其他量表

母乳喂养自我效能量表(Breastfeeding Self-Efficacy Scale,

BSES)是一种专业的评估工具,用于评估产妇在母乳喂养过程中的自我效能感。该量表包括完整量表(BSES)和简表(BSES-SF)两个版本。

完整量表:BSES 最早由 Dennis 教授于 1999 年开发,用于评估产妇在母乳喂养过程中的自我效能感。该量表包含43 个条目,涵盖技能和内心活动两个维度。使用 Likert 5 级评分法,每个条目根据情况符合程度从 1~5 进行评分。总分范围为 43~215 分,得分越高表示产妇对母乳喂养的自我效能感越强。

中文版量表:是在 2002 年经过戴晓娜等人的修改和翻译而成,具有 30 个条目,包含技能维度和内心活动维度。技能维度包含 15 个条目,内心活动维度也包含 15 个条目。使用 Likert 5 级评分法,总分范围为 30~150 分,得分越高表示产妇在母乳喂养方面的自我效能感越高。该量表的信度方面,Cronbach's α 系数为 0.93,分半信度系数为 0.91。

胡莲珍的中文版量表:2003 年我国台湾学者胡莲珍将BSES 翻译成了中文,并制定了 14 个条目的量表,包含技能和个人内心活动两个维度。技能维度共有 9 个条目,主要衡量产妇在母乳喂养技能方面的信心水平。内心活动维度共有 5个条目,主要衡量产妇在母乳喂养方面的态度和信念。该量表同样采用 Likert 5 级评分法,总分范围为 14~70 分,得分越高表示产妇在实施母乳喂养方面的自信水平越高。该量表的Cronbach's α 系数为 0.94。

总而言之,母乳喂养自我效能量表包括完整量表和不同版本的中文版量表,用于评估产妇在母乳喂养过程中的自我效能感。这些量表均采用 Likert 5 级评分法,通过评估技能和内心活动等维度,为产妇提供个性化建议和策略。这些量表在临床实践中具有广泛的应用价值。

五、母乳喂养评估量表使用注意事项

1. 了解量表的目的和用途　不同的母乳喂养评估量表具有不同的目的和用途。在使用之前，了解量表的目的和使用方法非常重要，以确保正确理解和解读评估结果。

2. 适用人群　不同的评估量表可能有适用的人群范围，例如早产儿、新生儿或乳头问题等。确保使用适合您的个人情况和需要的评估量表。

3. 准确观察和评估　使用评估量表时，要准确观察并评估宝宝的吮吸技术、乳头的情况以及喂养的其他相关因素。尽量提供客观和准确的信息，以便评估结果更具参考价值。

4. 结合临床判断　量表只是评估工具之一，评估结果需要结合临床判断和专业人士的指导来做出综合性的决策。量表结果应该作为评估的参考，而不是单一的依据。

5. 定期评估和跟踪　母乳喂养的情况和宝宝的吮吸效果可能会随着时间的推移发生变化。定期进行评估和跟踪，可以帮助了解进展和调整喂养计划。

总之，在使用母乳喂养评估量表时，了解其目的和用途，准确观察和评估，结合临床判断是非常重要的。这样可以更好地评估母乳喂养的情况，并采取相应的措施来支持和改善母乳喂养。

参考文献

［1］陈灏珠,林果为.实用内科学［M］.14版.北京:人民卫生出版社,2013.

［2］塔尼亚·奥尔特曼.美国儿科学会新父母手册［M］.王昭昕,译.北京:北京科学技术出版社,2022.

［3］翟巾帼,吴斌,罗太珍.助产学［M］.长沙:中南大学出版社,2022.

［4］邢新新,杨振宇,周鹏,等.母乳科学研究支撑母乳喂养促进行动［J］.中华围产医学杂志,2022,25(10):732-737.

［5］叶芳,林莛,刘芳,等.母乳喂养评价量表介绍［J］.中华围产医学杂志,2019,22(7):479-484.

［6］盛佳,成磊,张俊平,等.哺乳期妇女乳腺炎非药物性管理的最佳证据应用［J］.护士进修杂志,2019,34(8):710-714.

［7］中国妇幼保健协会乳腺保健专业委员会乳腺炎防治与促进母乳喂养学组.中国哺乳期乳腺炎诊治指南［J］.中华乳腺病杂志(电子版),2020,14(1):10-14.

［8］岳微,韩欣芮,陈善霞,等.哺乳期妇女膳食营养管理的最佳证据总结［J］.护理学杂志,2022,37(4):16-20.

［9］徐京巾,唐玲,马雪玲,等.基于德尔菲法的哺乳期乳腺炎手法通乳技术操作规范构建［J］.国际中医中药杂志,2023,45(11):1337-1344.

［10］岳微.哺乳期妇女膳食营养的最佳证据总结及本土化研究

[D].广州:广州中医药大学,2022.

[11]张恩景,孟军华.哺乳期用药咨询及安全用药预判思维模式[J].医药导报,2019,38(10):1354-1359.

[12]宁平,刘泽宇,汤沈力,等.哺乳期乳腺炎综合诊治的研究进展[J].中华乳腺病杂志(电子版),2019,13(2):121-123.

[13]秦勇,李雍,黄倩,等.孕期膳食炎症指数与妊娠结局的关联研究[J].中国生育健康杂志,2023,34(1):12-18.

[14]常进科,刘爱菊,张俊绘,等.孕期膳食指导及体重管理对妊娠结局的影响[J].医学研究杂志,2021,50(12):103-106.

[15]逯通,田慧敏,于苗,等.乳母膳食和乳汁成分与婴儿生长发育的关系分析[J].吉林大学学报(医学版),2019,45(4):950-954.

[16]熊冬冬.初产妇母乳喂养社会支持网络的研究[D].北京:中国医学科学院,2022.

[17]邹晶晶,江秀敏,刘高倩,等.社区支持模式对纯母乳喂养率影响的Meta分析[J].循证护理,2022,8(5):575-582.

[18]李力,邹仙,马娟,等.昆士兰临床指南:小于胎龄新生儿指南解读[J].西部医学,2022,34(9):1255-1259.

[19]中华医学会儿科学分会新生儿学组,甘肃省医师协会新生儿专科医师分会,甘肃省医学会临床流行病学和循证医学分会.新生儿维生素K临床应用指南[J].中华儿科杂志,2022,60(9):877-882.

[20]杨园园,陆虹.早产儿母乳喂养指南的发展策略[J].护理管理杂志,2022,22(3):174-179.

[21]于鹏,宋秀红,张萌,等.母乳喂养产妇乳头疼痛或损伤预防及管理的最佳证据总结[J].中华现代护理杂志,2023,29(29):4032-4037.

[22]吕金,乔建红,刘娟,等.母乳喂养相关性乳头疼痛和创伤管理的最佳证据总结.中华现代护理杂志,2023,29(19):2545-2553.

［23］CIRICO MO，SHIMODA GT，SILVAIA，et al. Effectiveness of photobiomodulation therapy for nipple pain or nipple trauma in lactating women：a systematic review protocol［J］. JBI Evid Synth，2021，19（3）：614-621.

［24］LYU XF，FENG R，ZHAI JB.A combination of mupirocin and acidic fibroblast growth factor for nipple fissure and nipple pain in breastfeeding women：protocol for a randomised，double-blind，controlled trial［J］. BMJ Open，2019，9（3）：e025526.

［25］郭少云,陈巧琳,尤雅华,等.基于综合评估的经口喂养训练流程在早产儿早期喂养中的应用［J］.国际护理学杂志,2022,41（24）：4461-4466.

［26］刘言,顾平,易怀秀,等.孕产妇母乳喂养动机的研究进展［J］.中华现代护理杂志,2021,27（28）：3804-3808.

［27］叶芳,林茳,刘芳,等.母乳喂养评价量表介绍［J］.中华围产医学杂志,2019,22（7）：479-484.

［28］薛琼霞,姚志红,李春霞,等.早产儿口腔运动干预的最佳证据总结［J］.循证护理,2023,9（20）：3637-3641.

［29］王成效,夏尤佳,刘颖,等.0~3岁婴幼儿生长发育监测评估系统对小于胎龄儿生长发育的评估及干预作用［J］.教育生物学杂志,2021,9（2）：124-128.

［30］宗心南,李辉,张亚钦,等.中国新生儿体重的身长和体重的头围参照标准及生长曲线［J］.中华儿科杂志,2023,61（5）：425-433.

［31］郭志芬,邬俏璇,龙云,等.母乳喂养门诊服务指标体系的构建研究［J］.国际护理学杂志,2021,40（19）：3457-3463.

［32］杨小红,储晓彬,朱笑笑,等.母乳喂养咨询门诊的建立与实施效果［J］.现代医学,2023,51（2）：231-234.

［33］WANG R，YAN W，DU M，et al. The effect of influenza virus infection on pregnancy outcomes：a systematic review and meta-analysis of cohort studies[J]. Int J Infect Dis, 2021, 105: 567-578.

[34] ZHOU S, GREENE C M, SONG Y, et al. Review of the status and challenges associated with increasing influenza vaccination coverage among pregnant women in China[J]. Hum Vaccin Immunother, 2020, 16 (3): 602-611.

[35] 石馨蓉. 心理咨询过程中的谈话技巧分析[J]. 丝路视野, 2023 (5): 73-75.

[36] 向娜. 沟通技巧在门诊咨询中的应用及效果[J]. 家有孕宝, 2021, 3 (9): 134-135.

[37] 周永平, 林丽. 论心理咨询过程中的谈话技巧[J]. 焦作大学学报, 2021, 35 (4): 101-103.

[38] 杜宁, 王仁秀, 邹振亚, 等. 国外高级实践护士对我国专科护士多点执业的启示[J]. 中国实用护理杂志, 2021, 37 (13): 1037-1041.

56检